핏블리의

헬스
다이어트
전략집

핏블리의
헬스
다이어트
전략집

핏블리(문석기) 지음

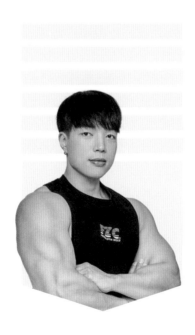

비타북스

유튜브 댓글로 쏟아지는 수많은 찬사들

- 다이어트 하려고 러닝머신만 죽어라 뛰었는데, 핏블리 영상을 보고 근육 운동을 중점으로 하게 됐어요. 운동 방법과 생리학 지식 모두 꼭 필요한 것만 알려주는 채널이에요.
  이소*

- 운동 시작하면서 가장 스트레스였던 건 궁금한 점을 물어볼 사람이 없다는 거였어요. 그런데 핏블리 채널에 댓글로 물어보니 핏블리가 속 시원하게 답변해줘서 정말 감사했어요.
  희*

- 종종 남성 트레이너 중 여성의 몸과 호르몬 변화에 대해 모르는 분들이 있는데 핏블리는 여성 운동 방법을 생리학적으로 설명해주니 믿고 따라하게 돼요.
  하얀쵸코**

- 보충제에 대해서 가장 알기 쉽고 간단하게 설명하는 채널이에요. 이런 게 실력이죠. 어려운 내용을 누구나 알기 쉽게 풀어서 설명해주는 진짜 실력!
  암유**

- 운동 유튜브를 많이 봤지만 '이렇게 해야 제대로 하는 거구나'라고 설득된 유튜브는 핏블리가 처음이에요. 설명이 자세하고 몸으로 이해되는 점이 좋아요. 핏블리한테 PT 받고 싶어요!
  젱리*

- 개인적으로 다이어트 지식 영상 중에서 핏블리가 최고라고 생각해요.
  래플한**

- 다른 운동 영상들 보고 대체 무슨 말인지 이해가 안 됐던 부분들이 핏블리 영상을 보면 딱 이해가 돼요. 혼자 유튜브를 보면서 운동하는 데 가장 도움이 돼요.
  샛*

- 핏블리처럼 신체 대사와 영양을 알기 쉽게 귀에 쏙쏙 들어오게끔 자세히 설명해주는 유튜버가 과연 몇이나 될까. 흥할 수밖에 없는 채널이에요.
  라이*

- 기본적인 운동 동작도 유튜브 채널마다 제각각이라 정확한 자세가 어떤 건지 항상 헷갈렸어요. 핏블리 영상으로 정석대로 배우게 돼서 너무 기뻐요.
  김혜*

- 2년 동안 푸쉬업을 무식하게 하면서도 자세가 잡히지 않았는데 핏블리 채널에서 정말 쉽고 자세하게 알려주네요. 유튜브 빨리 시작해주시지!　　　　　　　　　　　　　　　　　　　　　　　　우마**

- 대부분 유튜브 헬스 영상은 남성 중심 내용을 다뤄서 여성 입장에서는 궁금증이 많았어요. 그런데 핏블리는 여성 운동도 다루니 답답함이 해소되는 느낌이에요.　　　　　　　　　　　　　　　　대*

- 운동을 제대로 가르친다는 게 이런 거구나 싶어요. 운동을 아무리 잘해도 못 가르치는 사람이 많은데 핏블리는 몸도 좋은데 진짜 잘 가르쳐요.　　　　　　　　　　　　　　　　　　　　　　웅*

- 핏블리 설명을 들어보면 인체에 대해 제대로 배운 사람이라는 게 확 느껴져요.　　　　　　장해*

- 헬스장에서 운동 루틴을 어떻게 해야 하는지 몰라서 머신만 만지작거리다 왔는데, 핏블리 채널에서 루틴과 자세를 알려줘서 정말 감동이에요. 내일부터 열심히 해볼게요!　　　　　　　　김부각**

- 좋은 내용, 정확한 자세, 멋진 목소리까지 집중해서 잘 듣고 실천하고 있어요. 저도 트레이너지만 핏블리 도움을 많이 받고 있어요.　　　　　　　　　　　　　　　　　　　　　Claire S**

- 돈 주고 1:1 PT 받는 것보다 훨씬 나아요. 핏블리가 운동 동작 포인트를 꼼꼼하게 잘 짚어주고 쉽게 가르쳐줘요!　　　　　　　　　　　　　　　　　　　　　　　　　　　　　Wis**

- 헬스장에서 핏블리 영상 재생하면서 운동해요. 여성 운동 영상이 너무나 도움이 돼요! 중량, 세트 수, 휴식 시간까지 꼼꼼하게 알려줘서 감사해요.　　　　　　　　　　　　　　　　　　라*

- 유튜브에 치즈볼 먹방 보러왔다가 살 빼는 법을 배우게 되는 아이러니한 채널이에요.　　Fivesou**

한번쯤 운동을 제대로 해보고 싶다면

Hey waht's up guys! 안녕하세요 핏블리 문석기입니다. 유튜브 동영상이 아닌《핏블리의 헬스 다이어트 전략서》로 인사를 드리네요. 저는 여전히 제가 좋아하고 잘할 수 있는 분야를 공부하며 지내고 있어요. 운동 생리학, 스포츠 영양학, 운동 역학… 왠지 어려워 보이는 분야죠. 과거에 저는 운동을 좋아하는 일반인이었어요. 그러나 지금은 운동 전공자가 아님에도 '운동 전문가'가 됐고, 영양 전공자가 아님에도 '스포츠 영양 코치'가 됐습니다.

사실 성인이 될 때까지 제가 공부에 소질이 없다고 생각했어요. 학창 시절, 학업 성적이 반에서 꼴찌일 정도로 영어 공부를 못했거든요. 그런데 아니었어요. 단지 주입식 교육이 맞지 않았던 것뿐이었죠. 나만의 방법으로 공부해서 국제 트레이너 자격증을 취득했고, 해외 40개국을 여행하며 국제 트레이너로 활동했어요. 불법 약물 없이도 독학으로 몸을 만들었습니다.

운동이 그저 좋아서, 더 알고 싶어서 파고들었을 뿐인데 어느덧 유튜브 '핏블리'의 모습으로 사람들에게 다이어트와 근육 운동법을 공유하게 됐어요. 현재는 여성 생리학 · 운동 전문 연구원들과 전문적인 이론을 바탕으로 여성운동전문가협회 'WTPA'를 설립해 전문 강사를 양성하고 있습니다.

여러분도 운동을 못 하는 게 아니에요. "나는 왜 살이 안 빠지지?" "나는 왜 근육이 안 생기지?"라는 생각이 든다면 자신에게 맞지 않는 일률적이고 단편적인 운동 방법 때문일 수 있어요. 사람마다 팔다리 길이가 다르고 유전자도 달라요. 세상에 똑같은 사람은 단 한 명도 없어요. 그러니 운동할 때 자신의 몸에 어떠한 반응이 일어나는지, 근육이 어떠한 원리로 만들어지는지, 약간의 운동 생리학과 영양학, 운동 역학을 이해한다면 자신에게 맞는 운동 방법과 식단을 직접 설계할 수 있어요.

이 책에서는 헬스와 다이어트 할 때 알아야 할 운동 생리학과 스포츠 영양학 이론을 중점적으로 다뤘어요. 헬스장 '힙업공장'과 유튜브 채널 '핏블리'를 운영하며 가장 많이 받은 질문들을 뽑아 책으로 엮었습니다. 비록 운동 전공자와 전문가가 아니더라도 쉽게 이해할 수 있는 책이 되기를 바랍니다.

책을 출간하기까지 힘든 일이 많았어요. 코로나19로 헬스장이 영업 정지됐고, 힙업공장 '1호점'을 폐업하기도 했어요. 위기를 함께 견디고 기회로 만들어 준 핏블리 팀원들 감사합니다. 핏블리 채널을 공감하고 응원해준 120만 구독자님(선배님)들께 다시 한번 감사의 말씀을 전합니다.

하체 운동하기 좋은 2021년 5월,

핏블리 문석기

CONTENTS

2장

헬스와 다이어트 할 때 가장 궁금한
근성장·근육 운동 전략

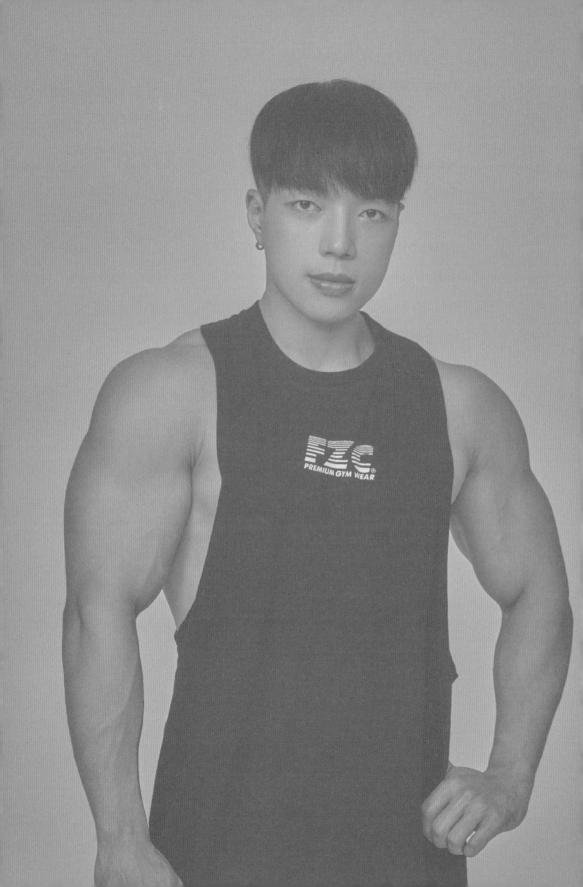

1장

헬스와 다이어트 할 때 가장 궁금한 영양·체중 관리 전략

같은 양을 먹는데 왜 나만 살이 찔까요?

근육을 키우려면 단백질을 많이 섭취해야 할까요?

식사는 운동 전에 해야 할까요, 운동 후에 해야 할까요?

영양과 에너지(칼로리) 소모가 어떤 관계가 있는지 이해한다면

체중 관리의 효과가 달라지기 마련이에요.

10여 년간 퍼스널 트레이닝을 하며 영양 섭취와 체중 관리에 대해

가장 많이 받은 질문을 중점적으로 짚어볼게요.

우리 몸은 어떻게 에너지를 얻을까?

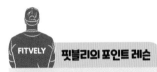

핏블리의 포인트 레슨

자동차에 연료가 없으면 시동이 걸리지 않는 것처럼 세포에 ATP가 없으면 근육을 움직일 수 없어요. ATP는 근육의 연료인 셈이죠. ATP는 우리가 먹는 음식인 탄수화물, 지방, 단백질에서 얻을 수 있어요.

열심히 운동하다 보면 조금 전에 밥을 먹었는데도 배고플 때가 있어요. 에너지를 소모했기 때문이에요. 우리 몸은 운동할 때뿐만 아니라 일을 하거나 잠을 잘 때도 끊임없이 에너지를 소모해요. 생명을 유지하기 위해 심장이 뛰고 숨을 쉬고 혈액이 도는 일에도 기본적인 에너지가 필요하죠. 에너지가 없으면 우리는 활동할 수 없고 생존할 수 없어요. 운동을 열심히 해서 근육을 단련할 때도 에너지가 반드시 필요해요. 그럼 어떻게 에너지를 얻을까요?

우리 몸은 음식을 섭취해서 에너지를 얻어요. 음식에는 흔히 알고 있는 3대 영양소인 탄수화물, 지방, 단백질이 함유돼 있고, 이 영양소가 주요 에너지원이 돼요. 섭취한 영양소는 혈액을 통해 온몸의 세포로 공급돼요. 세포는 세포 호흡을 통해 영양소를 분해하고 합성하는 과정을 거쳐 생명 활동에 필요한 물질과 에너지를 생성하죠. 이처럼 인체 내에서 일어나는 화학 반응을 '물질 대사' 혹은 '에너지 대사'라고 해요. 몸에서 물질 대사가 멈추는 건 생명이 멈추는 것과 같아요.

궁극의 에너지원(ATP)을 생산하려면

대사 과정을 거쳐 우리가 궁극적으로 얻으려는 건 무엇일까요? 바로 1차 에너지 공급원인 ATP예요. 우리 몸은 탄수화물, 지방, 단백질을 태워서(에너지 대사를 통해서) ATP를 만들고 저장해뒀다가 체온 유지, 근육 운동, 성장 등 활동을 할 때 ATP를 에너지로 사용해요. [그림]처럼 에너지 대사를 통해 탄수화물은 포도당으로, 지방은 지방산으로, 단백질은 아미노산으로 분해되는데 이때 분해된 물질들은 여러 과정을 통해 몸에서 필요한 곳에 쓰이고 일부가 최종적으로 ATP로 만들어져요.

ATP를 자동차의 연료라고 생각하면 이해하기 쉬울 거예요. 자동차에 연료가 없으면 시동이 걸리지 않는 것처럼 세포에 ATP가 없다면 근육을 움직일 수 없어요. 즉 ATP가 저장돼 있어야 근육을 움직여 운동할 수 있는 거예요. 안타깝게도 세포에는 아주 소량의 ATP만 저장돼 있어요. 근육 수축을 포함해서 모든 세포 대사에 필요한 에너지를 제공하기 위해서는 계속해서 ATP를 만들어 내야 하죠.

다행히 우리 몸은 ATP를 효율적으로 생산하는 프로세스를 갖추고 있어요. 탄수화물, 지방, 단백질 중 에너지를 쉽고 빠르게 생산하는 영양소부터 태워서 ATP를 생산하거든요. 여기서 오해하지 말아야 할 점은 한 영양소를 다 태운 후 다른 영양소를 태우는 게 아니라 상황에 따라 우선적으로 태우는 영양소가 따로

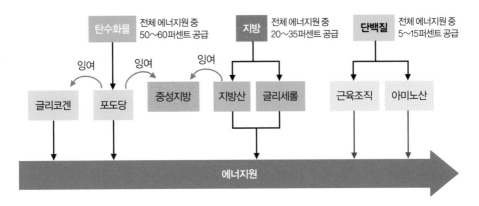

[그림] 3대 영양소 분해와 에너지로 사용되는 순서

탄수화물, 지방, 단백질은 모두 에너지원이지만 에너지로 사용되는 시간과 양이 조금씩 달라요. 몸이 쉬거나 활동 중일 때 필요한 에너지는 주로 탄수화물과 지방에서 얻는 반면, 단백질에서는 탄수화물과 지방에 비해 적은 양의 에너지를 얻는 편이에요.

있다는 거예요. 왜냐하면 탄수화물, 지방, 단백질은 각각 에너지 대사 과정이 달라서 에너지를 만드는 데 걸리는 시간이 다르거든요.

또한 탄수화물, 지방, 단백질은 우리 몸에서 조금 다른 역할을 해요. 쉬고 있을 때나 활동 중일 때 필요한 에너지는 주로 탄수화물과 지방에서 얻고, 단백질은 탄수화물과 지방보다 적은 비중으로 에너지를 공급해요. 단백질은 에너지원으로 쓰이기보다 신체를 구성하는 재료로서의 역할이 큰 편이에요. 좀 더 상세하게 알아볼게요.

탄수화물, 지방, 단백질은 어떻게 에너지로 사용될까

탄수화물은 영양소 중 가장 빠르게 ATP를 만들어요. 그래서 유일하게 뇌의 에너지원으로 쓰이고, 강도 높은 근육 활동에도 제일 먼저 사용되죠. 음식으로 섭취한 탄수화물은 에너지 대사 과정을 통해 '글리코겐'이라는 물질로 바뀌어 간과 근육에 운반되고, 최종적으로 ATP로 저장돼 에너지로 사용돼요. 그런데 간과 근육은 글리코겐을 저장할 수 있는 양이 한정돼 있어요. 만약 필요한 에너지량이 많아져서 저장된 글리코겐을 에너지로 사용(연소)하다 보면 금세 고갈되겠죠. 그러므로 글리코겐을 보충하기 위해서 탄수화물을 적절하게 섭취해야 해요.

지방은 강도가 낮은 운동을 장시간 지속할 때 에너지로 사용돼요. 음식으로 섭취한 지방은 글리세롤과 유리지방산으로 분해되고, 분해된 유리지방산은 ATP를 생성하는 데 사용돼요. 우리가 '살'이라고 부르는 중성지방이 가장 먼저 에너지로 사용되면 얼마나 좋을까요? 그러나 아쉽게도 중성지방은 에너지로 사용(연소)되는 과정이 탄수화물보다 복잡하고 시간도 오래 걸려서 즉각적으로 에너지가 필요한 강도 높은 근육 운동을 할 때 탄수화물이 먼저 연소되고 지방은 후순위로 밀려나게 되죠.

단백질도 탄수화물과 지방처럼 에너지로 사용될 수 있지만 우선순위는 아니에요. 그 이유는 지방과 동일해요. 연소 과정이 탄수화물과 지방보다 복잡하기 때문인 거죠. 단백질은 아미노산 형태로 분해되어야 에너지로 사용될 수 있고, 몸에서 필요로 하는 전체 에너지 중 5~10퍼센트까지만 공급할 수 있어요. 몸이 단백질을 에너지로 사용하는 경우는 대부분 기아 상태처럼 심각한 에너지 결핍일 때예요. 이처럼 단백질은 에너지로 사용되는 경우가 드물지만 근육을 구성하는 주성분으로 중요한 역할을 해요.

체중 관리와
근성장 목적에 따라
운동법이 달라야 하는 이유

핏블리의 포인트 레슨

우리 몸은 운동 지속 시간에 따라 ATP → 탄수화물 → 지
방 순서로 연소해 에너지를 얻어요. 이러한 에너지 사용
단계를 이해한다면 운동 목적에 맞게 효율적으로 에너지
를 쓸 수 있겠죠.

우리 몸은 운동 시간과 강도에 따라 ATP, 탄수화물, 지방을 에너지로 사용하는
비율이 달라요. 이에 따라 총 4단계의 에너지 시스템이 존재해요. 몸에서 에너
지가 방출되는 시스템을 이해한다면 운동 목적에 맞게 효율적으로 에너지를 쓸
수 있겠죠. [그래프]를 보면 이해가 쉬울 거예요. 운동 시작 직후에 1차 에너지
공급원인 ATP를 먼저 사용하다가 점점 탄수화물을 사용하고, 산소 공급이 원활
해지는 90초(1분 30초) 이후부터는 탄수화물과 지방을 함께 사용한다는 점이
핵심이에요.

4단계 에너지 시스템은 크게 '무산소 에너지 시스템'과 '유산소 에너지 시스

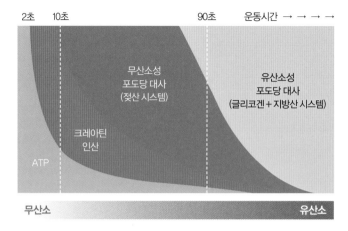

[그래프] 운동 시간과 강도에 따른 에너지 공급원

운동 시작 직후에 1차 에너지원인 ATP를 먼저 사용하다가 점점 탄수화물을 사용하고, 산소 공급이 원활해지는 90초 이후부터는 탄수화물과 지방을 사용해요.

템'으로 나눌 수 있어요. 흔히 알고 있는 무산소 운동과 유산소 운동을 생각하면 이해하기가 쉬울 거예요. '무산소 에너지 시스템'이란 산소 없이 에너지를 만드는 시스템을 말해요. 단시간에 고강도 힘을 사용하는 100m 달리기, 투포환, 역도 등의 운동을 할 때 무산소 에너지 시스템에 의해 에너지가 공급되죠.

반면에 '유산소 에너지 시스템'은 산소를 사용해 에너지를 만드는 시스템이에요. 대표적으로 천천히 달리는 조깅, 마라톤, 자전거 타기를 할 때 유산소 에너지 시스템에 의해 에너지가 공급돼요. 단계별 에너지 시스템에 대해 더 자세히 알아볼게요.

1단계 ATP-PC 시스템(무산소 대사)

1단계는 투포환이나 100m 달리기처럼 10초 이내에 순간적으로 강한 힘을 내는 운동을 할 때 작동하는 에너지 시스템이에요. 웨이트 트레이닝(근육 운동)에서 파워리프팅을 1~3회 하는 정도에 해당돼요.

앞서 우리 몸은 섭취한 음식물의 영양소를 소화 흡수해 ATP를 생산한다고 했어요. ATP는 근육 세포에 항상 저장돼 있으며 근육이 움직이기 시작할 때 가장 먼저 에너지로 사용돼요. 산소 없이 체내에 저장되어 있는 '즉석 에너지'로 근육의 최대 파워를 내는 거예요.

그러나 아쉽게도 저장된 ATP는 극히 소량이기 때문에 활동 후 2~3초 만에 고갈돼 버려요. 바벨을 2회 들면 저장된 ATP를 모두 써버리는 셈이에요. 그러나 이렇게 ATP-PC 시스템 작동이 끝나는 건 아니에요. 근육 세포에는 크레아틴인산(PC)이라는 고에너지 인산 복합물이 있어요. 크레아틴인산으로부터 ATP를 합성해 10~15초간 공급할 수 있어요. 짧게는 10초, 길게는 90초 내외면 크레아틴인산까지 바닥나는데, 그때부터 우리 몸은 다른 에너지원에서 ATP를 생산해야 해요. 이제 몸은 운동을 지속하기 위해 2단계 시스템을 작동시켜요.

2단계 젖산 시스템(무산소 대사)

2단계는 10초~90초(1분 30초) 정도 걸리는 운동으로 대부분의 웨이트 트레이닝이 해당돼요. 예를 들면 스쿼트를 6~20회 할 때 2단계 에너지 시스템이 작동한다고 보면 돼요. 2단계에 들어서면 근육 세포에 저장된 글리코겐(탄수화물)을 포도당으로 분해해서 ATP를 생산해요. 포도당을 연소해 분해하는 과정에는 산소가 필요한데, 단시간에 강한 힘을 내는 무산소 대사에서는 산소가 부족하다 보니 이 과정에서 젖산이 생성돼요(이를 무산소성 포도당 대사라고 해요). 그래서 2단계를 젖산 시스템이라고 부르는 거예요. 젖산 시스템은 산소가 필요 없는 무산소 대사에서 산소를 사용하는 유산소 대사로 넘어가는 과도기라고 볼 수 있어요. 짧은 시간에 무산소로 강도 높은 운동을 할 때 에너지를 비교적 빠르게 생산한다는 측면에서는 좋지만, 피로 유발 물질인 젖산을 생산하기 때문에 지속해서 ATP를 생산하는 데 한계가 있다는 단점도 있어요.

젖산 대사는 강도 높은 운동을 할 때 90초~120초(2분) 정도 작동해요. [그래프]를 보면 운동을 시작한지 약 120초가 지난 시점에 ATP 생산이 감소하는 것을 볼 수 있어요. 이때부터 포도당을 완전 연소하는 유산소 시스템이 작동하기 시작해요.

3단계 글리코겐 시스템(무산소 + 유산소 대사)

우리는 젖산 시스템으로 ATP를 더 이상 생산하지 못해도 계속 달릴 수 있어요. 다만 속도가 떨어질 뿐이에요. 속도가 급격히 떨어질 때가 몸에서 유산소 시스템이 작동하는 시점이에요. 3단계 글리코겐 시스템은 3분 정도 지속되는데, 800m 달리기나 200~300m 수영을 할 때 작동해요.

4단계 글리코겐 + 지방산 시스템(유산소 대사)

4단계에서는 탄수화물과 지방을 동시에 사용해 에너지를 만들어요. 젖산 같은 피로 물질을 생성하지 않고 에너지를 거의 무제한으로 만들 수 있어서 마라톤처럼 운동을 장시간 할 때 가장 활발하게 작동해요. 그러나 ATP-PC 시스템이나 젖산 시스템에 비해 에너지 생산 속도가 느린 편이에요. 달리기를 할 때 100m에서 800m, 1500m 등 거리가 길어질수록 속도가 느려지는 이유가 이 때문이죠.

　유산소 에너지 시스템을 이해하면 유산소 운동이 왜 다이어트에 좋은지 알게 돼요. 유산소 에너지 시스템은 탄수화물을 연소해 에너지로 사용하지만 체내에 저장된 탄수화물의 양은 한계가 있기 때문에 일정 시간이 지나면 결국 지방을 연소해 에너지로 사용해요. 그래서 유산소 운동이 다이어트에 도움이 되는 거예요. 이러한 원리로 인해 자전거나 러닝머신을 타도 처음부터 지방을 에너지로 쓰지 않아요. 최소 3분은 넘어야 지방을 연소하기 시작하기 때문에 운동 지속 시간이 중요한 거예요.

운동 목적에 따라 운동 시간과 강도 설정법

FITVELY 핏블리의 포인트 레슨

다이어트가 목적이라면 먼저 웨이트 트레이닝을 한후 유산소 운동을 해야 효과적으로 지방을 연소할 수 있어요. 근성장이 목적이라면 워밍업, 세트 수, 중량을 적절하게 설정해야 운동 효과를 볼 수 있어요.

다이어트를 위한 운동 루틴과 근성장을 위한 운동 루틴은 분명히 달라요. 운동 목적에 따라 어떻게 루틴을 짜야 할까요?

다이어트를 목적으로 운동하면 초반에 무산소 운동인 웨이트 트레이닝으로 탄수화물을 고갈시킨 후 유산소 운동을 해야 효과적으로 지방을 뺄 수 있어요. 그러니 웨이트 트레이닝을 먼저 30분하고 유산소 운동을 30분 이상 하는 걸 추천해요. 처음부터 러닝머신만 타면 오히려 살이 안 빠져요. 몸은 저장된 탄수화물을 먼저 쓰고 지방을 쓰기 때문에 효율이 떨어지는 거죠.

근성장이 목적이라면 워밍업, 세트 수, 중량을 적절하게 설정해야 효과적으로 근수축을 할 수 있어요(근육은 자극을 받으면 수축되는데 수축과 이완 과정이 반복되면서 근육이 강화돼요). 먼저 워밍업을 한 후 본운동을 할 때 12회 반복할 수 있는 무게로 1세트, 10회 반복할 수 있는 무게로 3세트 하는 것이 가장 좋아요(총 4세트). 여기서 워밍업은 스트레칭이 아니에요. 스트레칭은 오히려 근육의 긴장감을 풀어서 근수축에 방해가 되기도 해요. 워밍업은 본운동을 중량 없이 맨몸으로 15~20회 정도 하는 것을 말해요. 본운동은 1세트당 20~30회를 넘지 않는 것이 좋으니 횟수를 적절하게 조절해주세요. 6개월 이상 같은 루틴으로 운동하면 몸이 익숙해져서 근성장을 충분히 이룰 수 없어요. 몸이 적응하지 못하도록 새로운 운동과 루틴으로 바꿔가며 근육을 자극해보세요.

운동 30분 후부터 체지방이 연소되는 이유

운동하는 시간에 따라 탄수화물과 지방의 연소 비율이 달라져요. 운동 시작 30분까지는 탄수화물을 80퍼센트 이상 사용하고, 시간이 지날수록 탄수화물 사용 비율이 낮아지죠. 반면 지방은 운동한 지 30분이 지나야 연소되고, 운동을 지속할수록 연소 비율이 높아져요. 즉 우리의 관심사인 체지방은 운동 30분 후부터 본격적으로 에너지로 사용되는 거예요. 그 이유는 앞서 말했듯 대사 과정이 오래 걸리기 때문이에요. 이해하기 쉽게 탄수화물과 비교하면, 탄수화물은 지방보다 대사 과정이 간단하므로 에너지로 먼저 사용되는 거죠.

체지방은 몸에서 지방세포와 근육에 각각 저장되어 있다가 에너지를 만들기 위해 분해 과정을 거쳐요. 지방세포에 저장된 체지방은 유리지방산으로, 근육에 저장된 체지방은 글리세롤로 분해되죠. 이후 운동을 하면 유리지방산이 근육으로 이동해 에너지원으로 쓰이게 돼요. 이처럼 체지방은 에너지를 만들기까지 탄수화물보다 시간이 오래 걸리고 상당히 복잡한 과정을 거치는 셈이에요. 예를 들어 조깅이나 천천히 달리는 운동을 하면 초기에는 에너지원으로 탄수화물의 사용 비율이 높지만, 30분 이후부터는 지방의 사용 비율이 높아지는 거죠. 그러니 체지방을 빼려면 30분 이상 달려야 해요.

유산소 운동 vs 무산소 운동, 무엇이 다이어트에 더 좋을까?

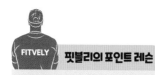

핏블리의 포인트 레슨

다이어트에는 유산소와 무산소 운동을 병행하는 것이 가장 좋아요. 근육 운동을 먼저 해서 글리코겐을 빠르게 연소시킨 후, 글리코겐 양이 줄어들면 실내 자전거 같은 유산소 운동을 해보세요.

유산소 운동 1시간과 하체 근육 운동(무산소 운동) 1시간 중에서 어떤 운동이 에너지를 더 많이 소비할까요? 자전거와 달리기 같은 유산소 운동을 1시간 하면 1시간 내내 에너지를 소비해요. 반면 스쿼트 같은 근육 운동을 하면 1세트 하고 잠시 쉰 다음에 다시 하는 방식으로 운동하므로 유산소 운동에 비해 상대적으로 운동 시간이 짧고 그만큼 에너지도 덜 소비하게 돼요.

　유산소 운동과 무산소 운동은 사용하는 에너지원에도 차이가 있어요. 유산소 운동은 주로 유산소 대사를 작동해 에너지를 생산해요. 호흡을 많이 하기 때문에 산소 공급이 많고 그만큼 산화작용으로 인한 지방 연소율이 높아요. 반면 근육 운동은 힘을 쓸 때 순간적으로 숨을 참는 무산소 대사가 작동돼 에너지를 생산해요. 숨을 참으면서 힘을 내기 때문에 지방 대사보다 탄수화물 대사에 더 의존하게 되죠. 물론 운동 강도에 따라 차이가 있지만 에너지를 많이 소비하기 위해 운동한다면 유산소 운동이 무산소 운동보다 더 효과적이에요.

그런데 우리 몸은 단순하게 유산소 운동을 한다고 유산소 대사만 작동하거나 근육 운동을 한다고 해서 무산소 대사만 작동하지 않아요. 어떤 운동이든 유산소 대사와 무산소 대사가 함께 작용해요. 사람에 따라 차이가 있지만 운동 시간에 따른 유산소 : 무산소 대사 비율 변화를 살펴보면 큰 차이가 나요.

[표] 운동 시간에 따른 유산소, 무산소 대사 비율

운동 시간	유산소 대사 : 무산소 대사(퍼센트)
~10초	15 : 85
~1분	30 : 70
~2분	50 : 50
~4분	70 : 30
~10분	85 : 15
~30분	95 : 5
~1시간	98 : 2

우리 몸은 한 가지 대사만 이루어지지 않아요. 어떤 운동을 하든 유산소 대사와 무산소 대사가 함께 작동해요.

[표]에서 보는 것처럼 운동 시간이 1분 내외로 걸리는 스쿼트는 무산소 대사를 70퍼센트 사용하는 반면, 쉬지 않고 1시간 정도 달리는 조깅은 유산소 대사를 98퍼센트까지 사용해요. 그런데 만약 러닝머신에서 매우 빨리 달리다가 천천히 걷기를 반복하면 유산소 대사보다 무산소 대사의 비율이 올라갈 수 있어요.

다이어트에 가장 좋은 방법은 근육 운동을 먼저 해서 무산소 대사로 저장된 글리코겐을 빠르게 연소시킨 후 글리코겐의 양이 줄어들면 실내 자전거 혹은 천천히 걷기 같은 유산소 운동을 하는 거예요. 유산소 운동과 무산소 운동 중 한 가지 운동만 하지 말고 위의 방식처럼 근육 운동 후 유산소 운동을 하면 근손실 없이 근육을 단련하면서 지방까지 뺄 수 있죠.

지방을 태우는 가장 빠른 유산소 운동 강도는?

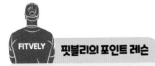 **핏블리의 포인트 레슨**

지방을 효과적으로 연소하는 방법은 탄수화물을 에너지로 사용한 직후 최대 심박수의 60~70퍼센트 강도로 유산소 운동을 하는 거예요. 약간 숨이 가쁘지만 대화가 가능한 정도의 운동 강도죠.

헬스장에서 유산소 운동을 할 때 주로 실내 자전거와 러닝머신을 이용하죠. 강도는 어떻게 설정하는 것이 좋을까요? 일반적으로 자신이 판단한 적당한 강도로 설정하거나 단순히 '속도 5로 30분 이상 타기'를 목표로 운동하는데, 이것도 물론 다이어트에 도움이 될 거예요. 그러나 조금 더 전략적으로 지방을 태우는 방법이 있어요.

앞서 우리 몸은 운동할 때 탄수화물을 에너지로 가장 먼저 사용한다고 했어요(18쪽 탄수화물, 지방, 단백질은 어떻게 에너지로 사용될까). 특히 탄수화물은 고강도 운동을 할 때 많이 연소돼요. 그러니 유산소 운동을 하기 전에 고강도 웨이트 트레이닝으로 탄수화물을 고갈시키면 지방을 더 쉽고 빠르게 뺄 수 있어요. 웨이트 트레이닝으로 탄수화물이 고갈되면 우리 몸은 탄수화물을 절약하기 위해 지방 대사를 높이기 때문이에요. 그리고 웨이트 트레이닝을 하면 젖산이 축적되면서 피로도가 쌓이는데, 웨이트 트레이닝 후 유산소 운동을 하면 젖산을 에너지원으로 사용해 근육통을 줄일 수 있어요. 그럼 본론으로 들어가서 유산소 운동 강도에 따라서 어떠한 효과가 있는지 자세히 알아볼게요.

자신에게 맞는 유산소 운동 강도 설정법

유산소 운동 강도를 설정할 때는 자신의 최대 심박수를 알아야 해요. 최대 심박수는 개인마다 다르지만, 가장 많이 사용하는 최대 심박수 추정 공식은 '220-나이'예요. 만약 30세라면 최대 심박수는 190이라고 추정할 수 있어요. 최대 심박수를 190이라고 가정했을 때 자신에게 50퍼센트 강도의 운동은 분당 최대 심박

[표] 최대 심박수 기준 유산소 운동 강도별 특징

	최대 심박수 기준 강도	특징
H1	50~60퍼센트	가벼운 운동
H2	60~70퍼센트	지방 소비 최적화
H3	70~80퍼센트	심폐 능력 향상
H4	80~90퍼센트	혈액 공급량 증가
H5	90퍼센트 이상	최대 산소 섭취량

지방을 가장 효과적으로 소비할 수 있는 유산소 운동 강도는 H2 구역이에요. 숨이 약간 가쁘지만 대화가 가능한 정도의 운동 강도가 해당돼요.

수를 95회로 유지하는 운동인 거죠. [표]를 보면 심박수 구역이 H1~H5로 나뉘어 있고, 최대 심박수 기준 강도별로 어떤 특징이 있는지 확인할 수 있어요. 요즘은 실내 자전거와 러닝머신으로 심박수를 측정할 수 있는 헬스장이 많아요. 기구의 손잡이를 잡으면 심박수가 측정되니 활용해보세요.

첫 번째 구역 H1은 최대 심박수의 50~60퍼센트 강도의 가벼운 운동이 해당돼요. 운동 중 호흡이 일정하게 유지될 만큼 운동량이 매우 적기 때문에 지방 연소도 미미한 편이에요.

두 번째 구역 H2를 집중적으로 봐야 하는데, 이 구역은 최대 심박수의 60~70퍼센트인 운동 강도를 말해요. 숨이 약간 가쁘지만 대화가 가능한 정도죠. 탄수화물을 에너지로 사용한 (웨이트 트레이닝) 직후 최대 심박수의 60~70퍼센트로 유산소 운동을 하면 지방 연소가 시작돼요. 그래서 이 구역의 운동 강도가 지방을 가장 효과적으로 소비할 수 있는 거예요.

세 번째 구역 H3은 최대 심박수 70~80퍼센트의 운동 강도를 말하는데, 운동 중 대화하기 어려운 정도예요. 해당 강도로 운동을 하면 심폐 능력과 체력이 향상되고 가장 기분 좋게 운동할 수 있어요.

네 번째 구역 H4는 최대 심박수 80~90퍼센트의 운동 강도로, 호흡하기가 힘든 빠른 페이스예요. 근육을 구성하는 근섬유 수와 혈액 공급량이 증가하는 효과가 있으나 일반인이라면 오버 트레이닝 될 확률이 높아요.

마지막 구역 H5는 최대 심박수의 90퍼센트 이상인 고강도 운동이 해당돼요. 전력 질주 페이스로 선수 혹은 운동 경력이 긴 사람의 훈련 영역이라고 할 수 있죠. 운동이 매우 고통스럽고 심박수가 굉장히 빠르기 때문에 고혈압 같은 질병이 있는 경우에는 위험해요. 신체 발달에 큰 도움을 주지만 오버 트레이닝 될 확률이 아주 높아요.

탄수화물은 정말 살찌는 음식일까?

 FITVELY 핏블리의 포인트 레슨

탄수화물 식품을 단순히 살찌는 음식이라고 단정 지을 수 없어요. 탄수화물 중에서도 복합당은 단순당보다 몸에 천천히 흡수되고 혈당을 안정적으로 유지해주므로 쉽게 살찌지 않아요.

운동하는 이유를 물어보면 다이어트 때문이라는 말이 빠지지 않아요. 대체 왜 우리는 살이 찌고, 한 번 찐 살은 이토록 빠지지 않는 걸까요? 살찌는 이유는 간단하게 설명할 수 있어요. 가장 대표적인 이유는 체내 여분의 칼로리(에너지) 때문이에요. 하루 동안 섭취한 칼로리보다 사용한 칼로리가 적으면 여분의 칼로리가 체내에 지방으로 축적돼요. 이러한 생리학적 원리를 알지 못하면 다이어트에 실패할 수밖에 없겠죠.

대부분 다이어트를 하면 가장 먼저 탄수화물 섭취를 줄이는 것부터 시작해요. 좋은 방법이에요. 그러나 탄수화물이 살찌는 음식이라는 건 오해예요. 탄수화물이 문제가 되는 이유는 과도하게 먹었을 때 지방으로 전환되기 때문이에요. 다이어트를 하면 탄수화물을 절제하고 단백질만 많이 먹는 경우가 있는데 과연 좋은 방법일까요? 단백질 섭취량이 증가하면 간에 부담이 되고, 단백질 대사 과정에서 부산물인 질소가 많이 생성돼요. 질소는 혈액을 산성화하고, 통풍 등 건강 문제를 일으켜요. 단백질을 많이 먹는 건 결코 좋은 방법이 아닌거죠.

분명한 사실은 탄수화물이 우리 몸에서 여러 가지 중요한 기능을 수행한다는 거예요. 탄수화물은 세포를 구성하는 DNA와 RNA의 골격을 이루는 주요 성분이며, 포도당 형태로 모든 세포 활동에 필요한 에너지를 공급하는 주요 공급원으로 꼭 먹어야 하는 필수 영양소예요.

무엇보다 탄수화물이 있어야 지방을 연소할 수 있어요. 아프리카 아이들을 보면 배만 볼록 나오고 팔다리는 얇은 경우가 있어요. 몸에 지방이 있는데 지방을 연소하는 탄수화물을 먹지 못해서 배에 지방이 축적된 거예요. 그렇다면 탄수화물을 어떻게 섭취해야 할까요? 탄수화물의 종류에 대해 알면 어떤 탄수화물을 섭취해야 하는지 답을 얻을 수 있어요.

살찌는 탄수화물 '단순당'

탄수화물은 단순당(단당류, 이당류)과 복합당(다당류, 식이섬유) 등 다양한 형태로 존재해요. 이중 흔히 살찌는 탄수화물이라고 부르는 것이 단순당이에요. 단순당인 단당류와 이당류를 먼저 살펴볼게요.

단당류는 탄수화물의 가장 기본 단위로, 분해 과정 없이 바로 흡수되어 혈당을 급격하게 올려요. 흔히 과일은 많이 먹어도 살이 안 찐다고 생각하는데 과일에 들어 있는 탄수화물 역시 단당류예요. 과일에 들어 있는 단당류인 과당은 간

살찌는 탄수화물		착한 탄수화물
혈당을 급격히 올려 빨리 허기지게 하고 탄수화물 맛에 중독되게 함		혈당을 천천히 올리며 운동의 에너지원이 됨 근육이 빠져나가는 것을 막음
단순당		복합당
단당류 ⬡	이당류 ⬡ ⬡	다당류 ⬡ ⬡ ⬡ ⬡ ⬡
포도당, 과당	자당(설탕과 꿀), 맥아당(엿당), 유당(우유)	녹말, 식이섬유, 글리코겐
소화 흡수 속도가 빠름		소화 흡수 속도가 느림
혈당 급상승		혈당 완만한 상승
인슐린 과잉 분비		인슐린 정상 분비
체내에 쌓여 지방으로 축적		체내에 쌓이지 않고 배출

대표적인 착한 탄수화물(복합당) 식품에는 현미밥과 통밀빵이 있어요. 복합당 형태로 이루어진 탄수화물 식품으로 식단을 구성하면 다이어트는 물론 근육 증가에 도움을 받을 수 있죠.

에만 저장할 수 있어서 지방으로 축적되기 더 쉬워요. 식후 디저트로 과일을 먹는 습관은 다이어트에 그닥 좋지 않은 거죠. 그렇다고 단당류가 무조건 나쁜 것만은 아니에요. 아침 공복 상태처럼 에너지를 빠르게 공급하고 혈당을 올려야 할 때 아주 유용해요.

이당류는 자당(포도당+과당), 맥아당(포도당+포도당), 유당(포도당+갈락토오스) 등 두 가지 단당류가 합쳐진 형태를 말해요. 자당은 설탕과 꿀이고, 맥아당은 엿당이라고도 불러요. 밥을 오래 씹으면 단맛이 나는데, 그 이유는 밥에 들어 있는 복합당인 전분이 침 속 아밀라제에 의해 엿당으로 분해되기 때문이에요. 유당은 우유가 대표적이에요. 흥미롭게도 혀는 단당류와 이당류에서만 단맛을 느낄 수 있어요.

착한 탄수화물 '복합당'

단순당이 살찌는 탄수화물이라고 불리는 반면, 복합당은 착한 탄수화물이라고 불려요. 그 이유는 단순당과 같은 양을 먹어도 살이 덜 찌기 때문이에요. 복합당은 다당류와 식이섬유가 있어요.

다당류는 이름 그대로 여러 가지 당이 사슬 구조로 엮인 형태예요. 다당류는 입안에서 침 속 아밀라아제에 의해 1차 분해되고, 십이지장에서 췌장 아밀라아제에 의해 2차 분해되는데 이러한 복잡한 과정을 거치며 체내에 천천히 흡수되는 덕분에 혈당이 완만하게 올라가요.

식이섬유는 우리 몸에 분해하는 효소가 없어서 에너지를 내지는 못해요. 하지만 소장까지 이동하는 데 5시간 이상 걸려서 포만감이 오래 유지되고, 탄수화물 흡수 속도를 늦춰줘요. 또한 식이섬유는 콜레스테롤 배출을 돕고 소장과 대장에 있는 나쁜 세균을 없애는 역할을 하죠. 코끼리 같은 초식동물은 인간과 달리 식이섬유를 분해하는 효소가 있어서 식이섬유를 에너지로 사용할 수 있어요. 코끼리가 풀만 먹고도 육중한 몸을 유지할 수 있는 이유가 식이섬유를 에너지로 사용할 수 있는 덕분인 거죠.

결론은 탄수화물 식품을 단순히 '살찌는 음식'이라고 단정 지을 수 없다는 거예요. 탄수화물 중에서도 복합당은 몸에 천천히 흡수되고 혈당을 완만하게 올리기 때문에 쉽게 살찌지 않아요. 물론 단순당이든 복합당이든 간과 근육에 저장할 수 있는 한계치 이상으로 많이 먹으면 지방으로 축적돼 살찌게 되겠죠.

다이어트 할 때 탄수화물을 먹어야 하는 이유

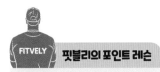

핏블리의 포인트 레슨

탄수화물은 지방을 태우는 중요한 역할을 해요. 그러니 탄수화물, 특히 복합당을 적당량 섭취해야 지방을 태우고 근손실을 막을 수 있어요.

탄수화물은 우리 몸에서 여러 가지 중요한 기능을 수행하는 필수 영양소예요. 다이어트를 할 때도 빠뜨리지 말고 꼭 먹어야 해요. 특히 지방을 연소해 에너지를 얻으려면 탄수화물이 꼭 필요해요. 지방을 분해하는 과정을 모닥불에 비유해볼게요. 장작 역할을 하는 것이 탄수화물이고 장작에 불을 붙이는 행위를 운동이라고 할 수 있어요. 장작이 없으면 아무리 불을 붙이려고 해도 불이 붙지 않겠죠. 탄수화물이라는 장작 없이 운동하면 우리 몸은 단백질로 불을 피우게 돼요. 물론 지방도 장작으로 쓸 수 있지만 지방이 연소되려면 단백질보다 복잡한 과정을 거쳐야 하고, 운동을 20~30분 지속해야 하기 때문에 단백질을 먼저 장작으로 사용하는 거죠(18쪽 탄수화물, 지방, 단백질은 어떻게 에너지로 사용될까).

탄수화물(당) 대신 단백질을 장작으로 사용할 경우 단백질을 분해해 당을 만드는 '당신생(糖新生)'이 일어나는데, 이 과정에서 우리가 가장 무서워하는 근손실이 발생해요. 근손실은 곧 기초대사량 감소를 의미해요. 그러니 다이어트든 근성장이든 어떠한 목적으로 운동을 하든 탄수화물, 그중에서도 복합당을 적당량 섭취해서 당신생과 근손실이 일어나지 않도록 하는 것이 중요하죠.

살찌지 않게 탄수화물 섭취하는 방법

지방이 많은 음식보다 탄수화물이 많은 음식을 먹었을 때 쉽게 살쪘던 경험이 있을 거예요. 이러한 현상은 인슐린과 관련이 있어요. 탄수화물을 섭취하면 혈당(혈액 속에 포함되어 있는 당)이 올라가는데, 이때 혈당을 조절하기 위해 인슐린이라는 호르몬이 분비돼요(단백질과 지방을 섭취할 때는 인슐린이 소량 분비돼요).

앞서 말했듯이 탄수화물에는 단순당과 복합당이 있는데, 복합당은 체내에서 천천히 소화 흡수되므로 혈당이 안정적으로 유지되고 인슐린도 일정하게 분비돼요. 반면 단순당은 소화 흡수가 빠르게 진행되어 혈당이 급격하게 올라가고, 혈당을 조절하기 위해 인슐린이 과잉 분비돼요. 인슐린 과잉이 문제가 되는 이유는 지방 합성이 증가하기 때문이에요. 인슐린은 혈액 내의 당을 세포로 이동시켜 글리코겐 형태로 간에 저장해 혈당을 조절하는데, 이때 간에 저장된 글리코겐이 중성지방으로 합성되어 살이 찔 수 있는 거예요. 만약 복합당과 단순당을 같은 양 먹는다고 가정했을 때 더 살찌는 쪽은 단순당인 거죠. 이처럼 혈당을 안정적으로 유지하는 건 살찌지 않으면서 근육을 만들기 위한 핵심이라고 할 수 있어요.

저혈당 식품(55 미만)	중혈당 식품(55~69)	고혈당 식품(70 이상)
우유(25)	오트밀, 고구마(55)	옥수수(75)
양배추, 토마토, 버섯(26~30)	현미밥(56)	떡, 구운 감자(85)
닭가슴살(45)	호밀빵(64)	초콜릿, 케이크(90)
바나나(52)	단호박, 파스타(65)	식빵, 쌀밥(91~92)

혈당지수란 음식을 먹은 후 혈당이 상승하는 속도를 0~100으로 나타낸 수치예요. 혈당지수가 높은 식품일수록 혈당을 빠르게 높여 인슐린이 과잉 분비되고, 그로 인해 체지방 축적이 일어나 비만이 촉진될 수 있어요.

음식을 먹고 혈당이 상승하는 속도를 나타내는 수치를 혈당지수(GI)라고 해요. 같은 양의 당질을 함유해도 혈당지수가 낮으면 당의 소화 흡수 속도가 느린 거예요. 살찌지 않게 탄수화물을 섭취하고 싶다면 [표]를 참고해 혈당지수가 낮은(55 미만) 식품 위주로 식단을 관리해보세요.

운동 전에 탄수화물 먹지 마세요

간혹 운동 전에 탄수화물을 먹으면 힘이 나서 운동을 더 잘 할 거라고 생각하는데, 그렇지 않아요. 오히려 운동에 방해가 돼요. 탄수화물은 여러 소화 과정을 거쳐 포도당으로 분해돼 세포 안으로 흡수되죠. 그런데 포도당은 다른 영양소와 다르게 지질에 녹지 않고 분자 크기가 커서 세포 안으로 바로 흡수될 수 없어요. 그래서 우리 몸은 포도당을 세포 안으로 흡수시키기 위해 인슐린을 분비해요. 탄수화물을 많이 먹으면 그만큼 인슐린도 많이 분비돼요.

운동 중에 혈액 속에 인슐린이 남아있으면 운동할 때 분비되는 호르몬과 인슐린의 상충 작용이 일어나요. 인슐린은 영양분의 저장을 돕는 '동화 호르몬'인데 운동 중에는 몸에 저장된 에너지를 사용하기 위해 '이화 호르몬'이 분비되거든요. 이화 호르몬이 효과적으로 분비돼야 저장된 글리코겐을 분해해서 에너지를 발생시키는데 인슐린(동화 호르몬)이 남아있으면 운동 효율이 떨어질 수밖에 없어요.

　또한 운동 효과를 제대로 보려면 자극을 주는 부위에 혈액이 몰려야 하는데, 운동 전에 탄수화물을 먹으면 혈액이 소화 흡수를 위해 장기로 분산되면서 운동 효과가 떨어질 수 있어요. 위에 음식물이 남아 있는 상태에서 운동을 하다가 순간적으로 힘을 주면 위액이 역류해 역류성 식도염에 걸릴 위험도 있죠.

　무엇보다 운동하기 전에 탄수화물을 먹어도 바로 에너지로 사용할 수 없어요. 오히려 운동에 방해가 되고 효율을 떨어뜨릴 뿐이에요.

고구마는 다이어트 식품일까?

고구마는 식이섬유가 풍부해 포만감이 높을 뿐, 단당류 함량이 치즈케이크보다 높아요. 다이어트 음식으로 적합하지 않은 거죠. 고구마 대신 오히려 현미밥이나 파스타를 추천해요.

다이어트 할 때 고구마를 많이 먹는 걸 자주 봐요. 고구마가 정말 다이어트 식품일까요? 결론부터 말하면 고구마는 다이어트 식품이 아니에요. 식품의약품안전처의 영양 실태 조사에 따르면, 고구마 200g당 탄수화물은 약 65g 들어 있어요. 다이어트를 하는 성인의 경우 고구마 100~200g에 들어 있는 탄수화물 30~70g을 섭취하는 거죠.

탄수화물은 크게 단순당, 복합당으로 나뉘는데 그중에서 복합당은 몸에 천천히 흡수돼 다이어트에 도움이 돼요. 탄수화물 구조가 복잡할수록 분해하는데 많은 에너지를 써야 하고 분해 속도가 느릴수록 혈당이 천천히 오르기 때문에 복합당이 다이어트에 좋은 거예요. 반면에 단순당은 탄수화물 구조가 단순해서 몸에 빨리 흡수되기 때문에 지방으로 전환될 확률이 매우 높아요. 그런데 흔히 살찐다고 생각하는 과자, 빵, 설탕에 들어 있는 단순당이 고구마에도 무려 32g 들어 있어요. 고구마 200g당 탄수화물은 약 65g인데 그중 단순당이 절반 이상을 차지하는 거예요. 파리바게트의 치즈케이크와 비교하면, 치즈케이크 200g에 탄수화물이 58g 들어 있고 그중 당류가 30g이에요. 즉 고구마의 당 함량이 치즈케이크보다 높은 거죠.

우리 몸은 복합당을 먹을 때 단맛을 느끼지 못하고 단당류(단순당)를 먹을 때에만 느낄 수 있어요. 고구마를 먹을 때 단맛을 느끼는 이유는 그만큼 고구마에 단당류가 많이 들어 있다는 거죠. 숯불에 구운 고구마가 찐 고구마보다 더 달콤한 이유는 고구마의 복합당이 열에 의해 단당류로 바뀌었기 때문이에요. 이처럼 조리 방법에 따라서도 단당류 함량이 달라져요. 고구마말랭이는 수분이 적어 단당류 함량이 더 높아요.

고구마를 다이어트 식품으로 먹는 이유는 식이섬유 때문이에요. 식이섬유가 풍부해서 다이어트에 좋다고 생각하는 거죠. 우리 몸에는 식이섬유를 소화할 수 있는 효소가 없어 고구마의 식이섬유는 장에 오래 머물고 그만큼 포만감을 유지할 수 있어요. 포만감 덕분에 탄수화물 섭취를 줄일 수 있으니 다이어트에 도움이 되는 건 사실이에요.

그럼에도 불구하고 고구마는 단당류 함량이 높아 다이어트 식품으로 추천하지 않아요. 대신 현미밥이나 파스타를 추천해요. 현미 즉석밥 130g에는 49g의 탄수화물이 들어 있지만 단순당류는 1g이 채 되지 않아요. 또한 현미밥은 식이섬유도 풍부하죠. 시중에 판매하는 데체코(de cecco) 파스타의 경우 탄수화물 70g에 단당류 함유량이 3.4g 정도로 적고 단백질 함유량은 13g 정도로 많은 편이어서 고구마보다 훌륭한 다이어트 식품이에요.

탄수화물은
왜 계속
먹고 싶을까?

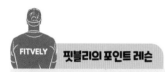

핏블리의 포인트 레슨

탄수화물 식품을 먹으면 세로토닌 호르몬이 분비돼 기분
이 좋아지고 혈당이 올라가 포만감과 만족감을 느끼게 돼
요. 그러나 금세 허기를 느껴 다시 당을 찾게 되는데, 이러
한 증상이 탄수화물 중독이에요.

'탄수화물 중독'이란 말 그대로 탄수화물에 빠져 헤어 나오지 못하는 상태를 의
미해요. 실제로 배고프지 않은데 계속해서 허기진 가짜 공복 상태를 느끼는 거
예요. 탄수화물(특히 단순당) 식품을 먹으면 순간 혈당이 올라가서 포만감과 만
족감이 들지만 인슐린이 분비되면서 금세 다시 허기를 느끼게 되죠.

탄수화물 중독에 쉽게 빠지는 이유는 탄수화물을 먹으면 세로토닌 같은 호르
몬이 분비돼 기분이 좋아지기 때문이에요. 혈당이 지나치게 올랐다가 내려가는
'혈당 스파이크'와 '인슐린 스파이크' 사이를 무한 반복하게 되는 거죠. 혈당이
올라가면 이를 낮추기 위해 다시 인슐린 분비량이 급격히 증가하고, 이렇게 '인

슐린 스파이크'가 발생하면 다시 당을 찾게 되는 거예요.

탄수화물 과잉 섭취는 인슐린의 기능이 떨어진 인슐린 저항성의 주범이에요. 인슐린 저항성이 생기면 세포가 포도당을 효과적으로 연소하지 못해 체중이 증가하고 비만이 되는 거죠. 몸의 대사 과정을 해쳐 고혈압과 당뇨를 비롯해 대사 증후군에 걸릴 위험도 높아져요.

탄수화물 중독을 해결하는 방법

첫째, 식품의 혈당지수를 알고 먹어야 해요. 식품에 들어 있는 단순당과 복합당 함량에 따라 혈당 반응 속도가 달라요. 혈당지수 55 미만은 저혈당 식품이고, 55~69는 중간혈당 식품, 70 이상은 고혈당 식품으로 분류되니 이를 참고해서 저혈당 식품으로 식단을 구성하는 것이 좋아요(39쪽 식품별 혈당지수).

둘째, 과일은 적당히 드세요. 과일에 들어 있는 과당은 지방으로 바뀌기 쉬워요. 우리 몸은 탄수화물에서 분해된 포도당을 에너지로 사용하지만 과당은 에너지로 사용하지 않고 그대로 지방으로 저장해요. 다이어트를 목적으로 식이조절 중이라면 과일은 가능한 먹지 않는 것을 권장하지만 만약 과일을 좋아한다면 [표]를 참고해서 1일 섭취 기준을 정해보세요.

[표] 100g 기준 1일 과일 권장 섭취량

과일	100g
사과	3쪽
배	2쪽
바나나	반개
오렌지	반개
포도	4분의 1송이
귤	4분의 3개
딸기	6개

보건복지부가 권장하는 성인 기준 1일 과일·채소 섭취량은 500g이에요(2021년 기준). 한국과 식습관·건강 지표가 유사한 일본에서 권장하는 1일 과일 섭취량이 200g(일본 보건·복지 정부 부서 기준)이라는 점을 고려했을 때, 과일은 200g 이하 섭취하기를 추천해요.

'단백질도 살찐다'는 불편한 진실

 핏블리의 포인트 레슨

탄수화물처럼 단백질도 살찌는 건 똑같아요. 그러니 단백질 식품을 다이어트 식품이라 맹신하지 마세요! 중요한 건 단백질과 탄수화물을 함께 섭취해야 단백질이 근육에 효과적으로 흡수된다는 거예요.

시중에서 판매하는 다이어트 간식을 보면 닭가슴살 칩, 단백질(프로틴) 바, 단백질 셰이크 등 단백질 위주예요. 과연 단백질은 많이 먹어도 살이 안 찔까요? 당연히 단백질도 많이 먹으면 살찔 수 있어요.

우리 몸에 꼭 필요한 탄수화물, 지방, 단백질은 공통적으로 탄소, 수소, 산소를 포함하고 있어요. 그중에서 단백질에만 질소가 있어요. 질소는 단백질의 약 16퍼센트를 차지하는데, 질소 때문에 단백질을 과하게 먹으면 여러 가지 문제가 생길 수 있어요. 사실 우리 몸에 필요한 것은 단백질 자체가 아니라 그 안에 포함된 질소와 필수 아미노산이에요.

다이어트나 운동할 때 단백질을 먹는 이유

다이어트나 운동을 시작하면 이유도 제대로 모른 채 단백질 식품을 먹는 경우가 많아요. 특히 닭가슴살을 많이 먹죠. 운동하는 사람들이 닭가슴살을 먹는 이유는 양질의 단백질을 얻기 위해서예요. 근육을 만들 때 가장 필요한 것이 단백질인데 닭가슴살은 100g당 20~25g의 단백질을 함유하면서 지방량은 아주 적거든요. 또한 가격이 저렴하고 국내에는 닭가슴살로 만든 식품이 다양해서 질리지 않게 골라 먹을 수 있어요. 단백질은 일반인의 경우 체중 1kg당 1g을 섭취하는 것이 적당하고, 매일 한두 시간 운동하는 사람의 경우 체중 1kg당 1.5g 정도 섭취하는 것이 좋아요. 물론 사람마다 소화 능력이 다르기 때문에 권장량에는 개인차가 있어요.

단백질 공급원으로 닭가슴살을 고집할 필요는 없어요. 단백질 식품마다 함유하고 있는 영양소가 다르므로 서로 부족한 영양소를 채우기 위해 단백질 공급원은 다양할수록 좋아요. 쇠고기와 돼지고기 같은 적색육은 닭이나 생선보다 철분을 많이 함유하고 필수 아미노산 9종을 골고루 포함하고 있어요. 특히 쇠고기에는 크레아틴이 다량 함유돼 있죠. 등푸른 생선은 육류에 비해 지방이 적고 비타민B와 칼륨을 풍부하게 함유하고 있어요.

중요한 점은 단백질을 먹을 때 탄수화물도 같이 먹어야 인슐린 분비가 원활해져서 단백질이 근육에 효과적으로 흡수될 수 있다는 거예요. 인슐린은 단백질이 근육의 손상된 세포 안으로 흡수되도록 돕는 역할을 하는데, 탄수화물을 먹어야 인슐린이 활발하게 분비돼요. 만약 인슐린이 부족하면 단백질이 세포 안으로 들어가지 못하고 근회복 속도도 느려지겠죠.

단백질을 먹으면 왜 살찔까

단백질을 섭취하면 체내에서 아미노산으로 분해돼요. 아미노산은 간으로 이동해서 몸에 필요한 형태의 단백질을 재합성하는데, 만약 단백질을 과하게 섭취하면 재합성 과정에서 질소 부산물이 생겨요. 우리 몸은 과도한 질소를 저장할 수 없기 때문에 질소를 함유한 아미노기(아미노산의 한 부분)를 소변으로 배출해요. 질소를 배출하고 남은 물질은 탄수화물과 지방이 분해되는 경로로 합류하여 '케톤'이라는 물질을 생성해요. 여기서 중요한 점은 케톤이 에너지로 사용되기도 하지만 지방으로 전환돼 몸에 축적될 수 있다는 거예요. 케톤 다이어트는 케톤이 에너지로만 사용되도록 인위적으로 활용하는 다이어트 방법이에요(77쪽 케톤 다이어트 제대로 알고 하자).

탄수화물을 적게 혹은 아예 안 먹고 단백질만 먹어도 살찌는 건 똑같아요. 다이어트를 한다고 운동을 열심히 한 후 단백질 보충제 1스푼(20~25g)과 닭가슴살 100g을 먹으면 살이 더 찔 수 있다는 말이죠. 근육을 늘리기 위해 운동 후 단백질 보충제 2스푼(50g 이상)을 먹으면 20~30g은 지방으로 축적될 수 있어요. 그러니 단백질 식품을 다이어트 식품이라 맹신하지 마세요.

게다가 고단백 식이를 지속하면 골다공증에 걸릴 확률이 높아져요. 단백질을 많이 먹으면 몸 안에 질소가 많아지고 간에서 질소를 요소로 바꿔 소변으로 배출하는데, 이 과정에서 소변이 산성화돼요(이를 케톤증이라고 해요). 그로 인해 칼슘이 과하게 배출되면서 골다공증의 위험이 생기는 거죠. 인바디를 쟀을 때 근육량은 많은데 골밀도와 무기질 지수가 낮으면 단백질을 너무 많이 먹고 있는 건 아닌지 살펴보세요.

단백질은 한 번에 몇 g씩, 몇 회 섭취해야 좋을까

단백질은 일반인의 경우 체중 1kg당 1g을 섭취하는 것이 적당해요. 매일 1~2시간 운동하는 사람의 경우 체중 1kg당 1.5g 정도 섭취하는 것이 좋아요. 그렇다면 권장 섭취량을 한 번에 먹는 것이 좋을까요? 나눠서 먹는 것이 좋을까요?

단백질을 한 번에 많이 먹는다고 전부 흡수할 수 있는 건 아니에요. 단백질 흡수율은 성별, 체중, 근육량에 따라서 다르기 때문에 정확히 알 수 없지만 가장 흡수율이 좋은 섭취량이 어느 정도 있어요. 국내외 수많은 연구 결과에 따르면, 한 번에 단백질을 10g 섭취하는 것보다 20g 섭취하는 것이 근육 합성에 도움이 된다고 해요. 흥미로운 점은 한 번에 40g 이상 섭취했을 때와 20g을 섭취했을 때의 근육 합성에는 차이가 없다는 거예요. 즉 한 번에 20~25g의 단백질 섭취가 근육 합성에 가장 이상적이라는 거죠.

또한 섭취 횟수와 시간 간격에 따라 근육 합성 능력에 차이가 있었어요. 호주 로열멜버른 공과대학의 연구에 따르면 (12시간, 총 80g 섭취 기준) 10g씩 1시간 30분 간격으로 8회, 20g씩 3시간 간격으로 4회, 40g씩 6시간 간격으로 2번 섭취한 그룹의 근육 합성 정도를 비교했을 때 20g씩 3시간 간격으로 섭취한 그룹의 근육 합성력이 가장 높게 나타났다고 해요.

그럼 칼로리 차이는 어떨까요? 단백질 20g이면 약 80칼로리 차이인데, 80칼로리가 낮아 보일 수 있지만 100일 동안 모이면 8000칼로리나 차이나는 거예요. 먹는 양에 비해서 근육 성장의 효율은 떨어진다고 볼 수 있죠. 이처럼 단백질을 한 번에 많이 먹는다고 모두 근육 합성에 사용되지 않을뿐더러 아미노산이 산화될 가능성이 있기 때문에 비효율적이라고 볼 수 있어요.

단백질 보충제는
꼭 먹어야
할까?

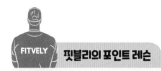

핏블리의 포인트 레슨

양질의 단백질이 포함된 식사를 했다면 단백질 보충제를
먹지 않아도 돼요. 보충제를 먹는다고 해서 근육을 더 만
들 수 있는 건 아니에요. 만약 보충제를 먹는다면 운동을
마치고 30분 후에 먹는 것이 좋아요.

운동하는 사람들에게 단백질 보충제는 필수품으로 자리잡은 것 같아요. 운동을
시작하면 단백질 보충제를 반드시 먹어야 할까요? 단백질 보충제는 말 그대로
보충용이에요. 운동을 하고 나서 단백질이 충분한 식사를 하면 보충제를 따로
먹을 필요가 없어요. 보충제를 먹고 닭가슴살까지 먹는 경우도 있는데, 너무 많
은 단백질을 한 번에 먹으면 간과 신장에 무리를 줄 수 있어요. 또한 앞서 말했듯
이 단백질도 많이 먹으면 지방으로 전환돼 살찔 수 있어요.

　단백질 보충제는 식사를 할 수 없을 때 간편하게, 또는 저녁 운동을 하고 나서
소화기관에 부담을 주지 않도록 액상으로 섭취하기에 좋아요. 우리 몸에서 단백

질 대사 즉, 단백질을 사용해서 에너지를 내는 경우는 매우 드물어요. 프로 선수들이 장기간 고강도 운동을 할 때 '크렙스 회로'라는 단백질 대사를 사용하지만, 일반인들은 탄수화물을 에너지로 먼저 사용하고 다음으로 지방을 사용하게 되어 있어요.

단백질 보충제는 단백질을 충분히 먹지 못할 때만 활용하고 양질의 단백질이 포함된 식사를 했다면 따로 먹지 않아도 돼요. 단백질 보충제를 추가로 먹는다고 해서 근육을 더 만들 수 있는 건 아니라는 거죠.

단백질 보충제 고르는 법

단백질 보충제에는 WPC, WPI, WPH 등 여러 종류가 있어요. 각각의 장단점이 다르기 때문에 자신에게 맞는 것을 선택해서 섭취하면 돼요.

WPC는 농축유청단백질이에요. 장점은 우유의 미네랄과 다양한 영양분을 고스란히 갖고 있고 다른 보충제에 비해 저렴한 편이에요. 단점은 흡수율이 낮고 유당불내증이 있는 사람이 먹으면 설사하기 쉬워요. 유당불내증이 있으면 유청을 제거한 WPI를 먹는 것이 좋아요.

WPI는 단백질 순도 90퍼센트의 분리유청단백질이라고 해요. 유청을 분리하는 공법을 거치면서 미네랄 같은 영양분이 손실되고 가격도 WPC보다 비싸요. 그래서 유당불내증이 없으면 굳이 WPI를 먹기보다는 WPC를 추천해요.

WPH는 분리유청가수분해단백질이에요. 단백질 순도가 가장 높고 유당불내증이 있어도 소화가 잘돼요. 단백질을 한 번 더 분해해서 체내 흡수율을 높인 건데 흡수율이 높다고 무조건 좋은 건 아니에요. 근육은 손상된 후에 바로 회복되지 않고 꾸준한 영양 보충과 회복 시간을 가져야 강화되거든요. 그러니 오히려 단백질을 천천히 흡수하는 것이 근성장에는 더욱 도움이 된다고 생각해요.

만약 몸이 마른 편이어서 체중을 늘리고 싶다면 게이너(gainer)를 추천해요. 게이너를 2스푼 정도 먹으면 400~600칼로리를 섭취할 수 있어요. 음식으로 이 정도 칼로리를 채우려면 정말 많이 먹어야 하는데 이를 대신해주는 거죠. 단, 게이너는 단백질과 탄수화물로 구성되어 있기 때문에 흡수가 느려 취침 전에 먹으면 간과 신장에 부담을 줄 수 있으니 참고하세요.

앞서 말했듯이 단백질과 탄수화물을 함께 먹는 것이 근회복과 근성장에 아주 중요해요(47쪽 다이어트나 운동할 때 단백질을 먹는 이유). 일반적으로 단백질 보충제 30g에 단백질이 24g 들어 있고 탄수화물은 2.3g 정도로 적게 들어 있는데 이것만 먹으면 당신생으로 오히려 근손실이 일어날 수 있어요. 그러니 단백질 보충제는 무조건 단백질 함량이 높은 것보다는 '프로틴 밀'처럼 단백질, 탄수화물, 식이섬유가 골고루 들어간 제품을 식사 대용으로 먹는 것이 좋아요. 탄수화물을 적게 포함한 단백질 보충제를 먹을 때 바나나 혹은 고구마 1~2개와 함께 먹으면 한 끼 식사 칼로리를 충분히 채울 수 있어요.

단백질 보충제 섭취 타이밍

단백질 보충제를 운동하는 중에 먹는 경우가 있어요. 운동하면서 효과를 볼 수 있다고 생각하는 것 같은데 그렇지 않아요. 운동할 때 우리 몸은 이화 작용을 통해 몸에 저장된 복잡한 물질을 간단한 물질로 분해해서 에너지를 얻어요. 그런데 단백질 보충제를 먹으면 몸에 흡수되는 과정에서 또 다른 이화 작용이 동시에 일어나요. 그러면서 인슐린과 성장 호르몬 등 여러 호르몬의 상충 작용이 일어나기 때문에 운동 효율이 굉장히 떨어져요(66쪽 운동 전에 먹은 음식, 에너지로 쓰일까).

그렇다면 단백질 보충제는 언제 먹어야 가장 효과적일까요? 단백질 보충제는 운동을 완전히 마치고 30분 정도 지나서 먹는 것이 좋아요. 운동이 끝나도 성장 호르몬이 안정화되는 데 30분 정도 걸리기 때문에 그 시간을 기다려주는 거예요. 그래야 단백질 보충제를 먹었을 때 인슐린이 효과적으로 분비돼 근육 회복에 도움이 돼요.

직장인은 퇴근 후 저녁에 운동하는 경우가 많죠. 운동 후 30분 정도 기다렸다가 단백질 보충제를 먹고 바로 자야 하는데, 음식과 마찬가지로 단백질 보충제도 취침 전에 먹으면 좋지 않아요. 우리 몸은 자는 동안 회복을 해야 하는데 무언가를 먹으면 뇌는 잠들지만 장기는 소화하기 위해 계속 일하게 되고, 결국 피로가 쌓여요. 그럼에도 불구하고 취침 전에 단백질 보충제를 먹어야 한다면 소화 흡수가 느린 카제인이 포함되지 않은 WPI를 추천해요. 물론 가장 좋은 방법은 저녁 운동을 끝내고 30분 정도 있다가 단백질 보충제를 먹고 2~3시간 후에 잠자리에 드는 거예요.

체중 감량의 생리학적 원리

 FITVELY 핏블리의 포인트 레슨

무작정 섭취 칼로리를 줄이는 극단적인 다이어트가 나쁜 이유는 뭘까요? 생리학적 관점에서 가장 큰 이유는 기초 대사량이 낮아지고 지방 분해 능력이 떨어져서 살찌는 체질이 되기 때문이에요.

체중 감량이 어떤 과정을 통해 이루어지는지 원리를 안다면 효율적으로 다이어트를 할 수 있겠죠? 다이어트 원리를 알기 위해서는 먼저 대사량에 대해 알아야해요. 대사량에는 기초대사량과 활동대사량이 있어요. 기초대사량은 우리가 생명을 유지하고 생체 기능을 수행하기 위해 필요한 최소한의 에너지량이에요. 사람이 24시간 동안 아무런 활동을 하지 않고 호흡, 신진대사, 체온을 유지하기 위해서만 필요한 에너지로 근육량이 많을수록 기초대사량도 높아져요. 활동대사량은 기본적인 생체 기능 활동을 제외한 활동을 하면서 쓰는 에너지량이에요. 기초대사량과 활동대사량을 합한 것이 자신의 대사량이 되는 거죠.

기초대사량 측정하기

기초대사량은 병원에서 가장 정확하게 측정할 수 있지만 인바디로도 간단하게 알 수 있어요. 근육 1kg이 증가하면 기초대사량이 13칼로리 정도 높아져요. 기초대사량을 높이는 건 정말 중요해요. 기초대사량이 낮으면 조금만 움직여도 피로감을 느끼고 지방 분해 능력이 떨어지거든요. 그 결과 살빼기는 어렵고 동일한 칼로리를 먹더라도 살이 쉽게 찌는 체질로 변하게 되죠. 좀 더 생리학적으로 설명하면, 기초대사량이 낮을 경우 우리 몸은 에너지를 아끼게 되는데 그로 인해 무기력해지고, 잠이 많아지고, 평소 하던 활동이 하기 싫어지게 돼요. 반대로 기초대사량이 높으면 에너지를 모아 두지 않고 사용해요. 그래서 기초대사량이 낮은 사람보다 살이 덜 찔 수밖에 없어요.

활동대사량 측정하기

활동대사량은 측정하기가 어려워요. 사람마다 활동 범위가 다르기 때문인데 대략 계산하는 방법이 있어요. 사무직처럼 활동량이 적을 경우 기초대사량×1.2 정도, 활동량이 많고 고강도 운동을 주 3회 이상 하는 경우 기초대사량×1.4 정도, 고강도 운동을 주 5회 이상 하는 경우 기초대사량×1.7로 계산하면 돼요. 기초대사량이 1500칼로리인 경우 1.2를 곱하면 1800칼로리, 1.4를 곱하면 2100칼로리, 1.7를 곱하면 2550칼로리가 활동대사량인 거죠. 이 부분을 이해하면 다이어트 원리는 정말 간단해요. 자신의 대사량(기초대사량+활동대사량)보다 섭취하는 칼로리가 높으면 지방으로 축적되면서 살찌는 것이고, 대사량보다 적게 섭취하면 살 빠지는 것이 다이어트의 기본 원리라고 보면 돼요.

칼로리를 활용한 이상적인 다이어트 방법

무작정 섭취 칼로리를 줄여서 극단적인 다이어트를 하면 당장은 체중이 빠지지만 결국에는 기초대사량 자체가 낮아지고 지방 분해 능력이 떨어져서 다이어트를 지속하기 어려워요. 동시에 근손실도 일어나죠. 근손실이 일어나면 당연히 기초대사량이 낮아져서 보디라인이 탄탄한 몸이 아니라 빼빼 마른 몸이 되는 거예요. 가장 이상적인 방법은 하루 섭취 칼로리와 소모 칼로리가 500칼로리 정도 차이 나도록 하는 거예요. 섭취 칼로리보다 500칼로리 더 소모하거나, 반대로 소모 칼로리보다 500칼로리 덜 섭취하는 거죠. 하루 500칼로리 결손이 생기면 일주일에 총 3500칼로리 결손이 생기고, 약 0.5~1kg 체지방 감량이 가능해요. 체지방 0.5kg를 빼려면 약 3500칼로리의 결손이 필요하거든요.

다이어트 원리를 세 가지로 정리하면 첫째, 일일 섭취 칼로리(에너지)를 일일 소모 칼로리보다 줄인다. 둘째, 일일 섭취 칼로리를 유지하면서 일일 소모 칼로리를 증가시킨다. 셋째, 일일 섭취 칼로리를 감소시키고 일일 소모 칼로리를 증가시킨다. 세 가지만 알면 다이어트를 좀 더 쉽게 할 수 있을 거예요.

식욕 조절로 다이어트에 성공하려면?

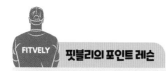

FITVELY **핏블리의 포인트 레슨**

자신이 얼마나 먹었는지 기억하지 못하면 포만감을 느끼지 못해 과식하게 돼요. 이를 이용해 뇌를 속여 실제보다 포만감을 많이 느끼게 할 수 있어요. 포만중추를 활성화하는 방법인데 다이어트할 때 활용하면 매우 좋아요.

식욕은 생존을 위해 꼭 필요한 '진짜 식욕'과 착각에 의한 '가짜 식욕'으로 구분할 수 있어요. 우리 몸은 언제 얼마나 먹을 것인가를 결정하기 위해 배고픔(공복감)과 포만감에 의지해요. 저혈당과 공복감 같은 생리적 신호를 받았을 때, 그리고 맛있는 음식을 보거나 냄새를 맡았을 때 연상 작용으로 배가 고프면서 식욕을 느끼죠. 식욕은 뇌의 섭식중추에서 감지하고 조절해요. 섭식중추에는 배고픔을 느끼는 기아중추와 배부름을 느끼는 포만중추가 있는데, 이 둘의 조화가 잘 이루어져야 영양실조나 비만을 유발하는 이상 식욕이 나타나지 않아요.

우리 몸은 생존을 위해 음식을 먹고 소화·분해해 에너지를 만들어요. 그래서 굶은 상태가 지속되면 위장에서 공복감을 알리는 호르몬인 그렐린이 분비돼 뇌의 시상하부에 있는 식욕 증진 뉴런을 작동 시켜 음식을 먹도록 하는 거예요. 이 과정이 일어나면 우리는 배고픔과 음식을 먹고 싶다는 진짜 식욕을 느끼게 되죠.

'진짜 식욕'은 생존을 위해 꼭 필요한 욕구예요. 이에 반응해 음식을 먹으면 포만감을 느끼는데, 포만감을 느끼려면 자신이 얼마나 먹었는지 기억해야 해요. 그런데 텔레비전을 보거나 게임을 하면서 음식을 먹으면 얼마나 먹었는지 인식하지 못해 포만감을 느끼지 못하고 음식을 너무 많이 먹게 되죠. 실제로 단기 기억상실증에 걸린 사람은 자신이 먹은 양을 기억하지 못해 식욕을 다시 느끼는 경우가 있어요.

반면 몸이 힘들거나 스트레스를 받으면 코르티솔이라는 스트레스 호르몬이 많이 분비되는데, 이때 그렐린 분비 또한 증가해서 '가짜 식욕'이 생겨요. 스트레스에 대한 보상 행위로 단맛이나 매운맛을 갈구하게 되죠. 이외에 몸에 수분이 부족하면 목마름을 느끼는데 목마름을 배고픔으로 착각해서 가짜 식욕이 생길 수 있어요. 이 경우에는 물을 마시거나 다른 행위에 집중하면 30분 정도 후에 식욕이 사라져요. 배고픔이 점점 커지고 어지럽거나 기운이 떨어지면 '진짜 식욕'이고 단맛이나 매운맛 등 특정 맛을 갈구하거나 식사 후 3시간 이내에 허기를 느낀다면 '가짜 식욕'이니 둘을 잘 구분해야겠죠.

포만감을 느끼기 위한 뇌 속이기

자신이 얼마나 먹었는지 기억하지 못하면 포만감을 느끼지 못해 과식하게 돼요. 반대로 뇌를 속여 실제보다 포만감을 더 많이 느끼게 할 수 있어요. 포만중추를 활성화하는 방법인데 다이어트 할 때 활용하면 매우 좋아요. 구체적인 방법은 다음과 같아요.

① 식이섬유가 풍부한 식품 먹기

식이섬유는 우리 몸에 분해 효소가 없어서 에너지를 만들어내지는 못해요. 하지만 소장까지 가는 데 5시간 이상 걸려서 포만감을 오래 유지해줘요. 또한 식이섬유는 배고픔을 느끼게 하는 그렐린 분비도 줄여 주죠.

② 오래 씹으며 식사에 집중하기

음식을 꼭꼭 씹어 먹는 행위는 뇌에 있는 시상하부를 자극해 음식을 섭취하고 있음을 자각시켜요. TV나 핸드폰을 보지 않고 식사에 집중하는 것 역시 뇌가 이를 인식해 포만감을 더욱 크게 느끼게 하죠.

③ 물과 단백질 식품 꾸준히 먹기

물을 자주 섭취하면 포만감을 주고, 단백질은 포만감을 느끼게 하는 렙틴을 다른 영양소에 비해 더 많이 분비하니 꼭 챙겨 먹어야 해요. 물은 하루에 2ℓ 이상 마시는 것이 좋아요.

④ 고강도 운동하기

고강도 운동을 하면 우리 몸은 운동에 필요한 에너지를 만들어내기 위해 성장 호르몬을 포함한 다양한 호르몬을 분비해요. 반면 식욕을 느끼게 하는 그렐린 분비는 줄어서 식욕을 억제하는 효과가 있어요. 운동에 필요한 에너지를 만들기 위해 여러 호르몬을 우선적으로 분비하면서 자연스레 그렐린 분비는 줄어드는 거죠.

살찌면 왜 식욕이 강해질까

우리 몸에는 그렐린과 반대로 음식을 먹으면 포만감을 느끼게 해 식욕을 억제하는 호르몬이 있어요. 바로 렙틴이에요. 렙틴이 많이 분비되면 포만중추를 자극해 '배부르다'는 포만감을 느끼게 돼요. 더 이상 음식을 먹지 않아도 된다고 느끼게 하므로 다이어트에 중요한 역할을 해요. 그런데 재밌게도 렙틴은 지방세포에서 많이 분비돼요. 식욕을 억제해 과식으로 지방이 과하게 쌓이는 걸 방지하고 인체가 적당한 양의 지방을 유지하도록 지방세포에서 렙틴을 분비하는 거죠. 궁극적으로 렙틴은 체내 지방 합성을 줄이고, 지방을 연소하는 과정을 촉진해 에너지 소비를 높여 체지방률을 유지하는 기능을 해요.

그런데 아이러니하게도 비만인 사람의 혈액을 채취해 검사하면 렙틴 수치가 높게 나와요. 렙틴 수치가 높으면 식욕이 억제되는데 왜 비만이 된 걸까요? 과도한 체지방으로 렙틴 분비가 지속적으로 증가하지만, 식욕을 떨어뜨리는 역할을 제대로 못 하는 상태가 돼버렸기 때문이에요. 렙틴에 대한 반응이 무뎌진 거죠. 이를 '렙틴 저항성이 생긴 상태'라고 해요. 렙틴 저항성이 생기는 이유는 탄산음료와 과자 같은 정제 탄수화물, 액상과당을 지나치게 섭취했기 때문이에요. 비만인 사람이 느끼는 식욕은 진짜 식욕이 아닌 가짜 식욕인 셈이죠.

아침 운동
vs 저녁 운동,
어떤 것이 좋을까?

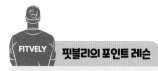 **핏블리의 포인트 레슨**

아침 공복 상태에서 운동하면 지방 연소율이 높아져 다이
어트에 효과적이에요. 반면 저녁 운동 후 성장 호르몬이
솟구치는 저녁 10시~12시 사이에 취침하면 성장 호르몬
이 더욱 많이 분비돼 근육 생성에 도움이 돼요.

운동은 오전과 오후 중에서 언제 해야 더 효과적일까요? 직장인이라면 출근하
기 전 오전 7~8시나 퇴근하고 오후 7시 이후에 운동을 하게 되죠. 아침 운동과
저녁 운동에는 각각 장단점이 있어요. 그러니 자신의 스케줄에 맞게 운동하는
것이 가장 좋아요. 운동 시간에 집착하기보다 꾸준히 운동하는 것이 가장 효과
적이니까요. 다만, 고혈압과 당뇨 환자는 아침 운동을 피하는 것이 좋아요. 고혈
압 환자의 혈관은 자는 동안 좁아져 있는데 아침 운동을 하면 갑자기 확장돼 터
질 수 있어요. 당뇨 환자는 아침 운동으로 혈당이 떨어지면 저혈당 증세를 보이
고 최악의 경우 뇌사 상태에 빠질 수 있어요.

아침 운동의 장단점

우리 몸은 자는 동안에도 에너지를 계속 소비해요. 아침에 일어나서 배가 고픈 이유도 이 때문이에요. 혈당이 낮은 아침 공복 상태에서 운동을 하면 지방을 연소할 확률이 높아져 다이어트에 효과적이건 사실이에요. 다만 아침 공복 상태에서는 지방을 에너지원으로 사용하는 저강도 운동을 하는 것이 좋아요. 만약 러닝이나 스쿼트처럼 고강도 운동을 하면 목적과 달리 지방이 아니라 단백질을 에너지원으로 사용하게 되거든요.

고강도 운동을 할 때 탄수화물을 사용해야 하는데 아침 공복 상태에서는 당연히 저장된 탄수화물이 적겠죠? 저장된 탄수화물이 부족하니 에너지원으로 사용할 수 없고 대신 단백질을 사용하게 되는 거예요. 이때 근손실이 일어나죠. 반대로 다이어트 목적이 아니라 근성장을 위해 아침 운동을 한다면 운동 전에 액상 과당(과일 주스)을 한 컵 정도 마시는 것이 좋아요. 액상이라 체내에 빨리 흡수돼 혈당을 금세 충족시키고 인슐린을 적게 분비하는 장점이 있기 때문이죠.

아침 운동 전에 과당을 섭취하면 좋은 이유

우리 몸은 포도당을 글리코겐 형태로 간과 근육에 저장하기 위해 인슐린을 분비해요. 인슐린이 분비되면 포만감을 느끼게 하는 렙틴이 같이 분비되죠. 앞서 말했듯이 운동 전에는 탄수화물을 섭취하면 호르몬의 상충 작용으로 인해 운동 효율이 떨어져요(39쪽 운동 전에 탄수화물 먹지 마세요). 그러나 흥미롭게도 과당은 인슐린을 분비시키지 않아요. 그래서 아침에 과당을 섭취하고 운동하면 인슐린과 렙틴 분비 없이 운동할 수 있어요. 반대로 평소에 과당을 먹으면 포만감을 느끼지 못해서 살찌기 쉬워요. 이처럼 과당은 양날의 검처럼 어떻게 활용하느냐에 따라 효과가 달라요. 주의할 점은 식이섬유가 많은 과일은 위에 오래 남아있기 때문에 운동 전에 먹으면 오히려 좋지 않다는 거예요. 바나나도 마찬가지로 식이섬유를 많이 함유하고 있어요. 특히 공복에 먹으면 바나나에 들어 있는 마그네슘이 심혈관에 무리를 줄 수 있어요. 그러니 아침 공복 운동 시에는 과일 대신에 액상과당인 과일 주스를 추천해요.

저녁 운동의 장단점

저녁 운동의 장점은 성장 호르몬과 관련이 있어요. 성장 호르몬은 뇌하수체 전엽에서 분비되는 호르몬으로 뼈와 연골 성장, 지방 분해, 단백질 합성을 촉진해요. 우리 몸은 낮이든 밤이든 운동 시작 후 15~20분 정도 지나면 성장 호르몬이 분비되기 시작해요. 한편 뇌는 밖이 어두워지면 잠자는 시간으로 인식해 성장 호르몬을 많이 분비해요. 즉 저녁 운동을 한 후 성장 호르몬이 솟구치는 저녁 10시~12시 사이에 취침을 하면 성장 호르몬이 더욱 많이 분비돼 근육 생성에 도움이 되죠. 그러나 아쉽게도 이러한 반응은 전문적으로 운동하는 사람에게 도움이 되는 부분이고 일반인의 운동 강도로는 사실 큰 차이가 없어요. 그러니 운동하는 시간에 집착하기보다 꾸준히 운동하는 것이 더 중요해요. 만약 직장인이라면 오후 3~4시에 통밀빵이나 바나나를 간식으로 먹어 혈당을 채우고 3시간 정도 뒤에 운동하면 가장 좋아요.

공복 운동,
약일까
독일까?

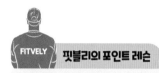

공복 상태로 운동한 후 온종일 피곤했던 경험 있죠? 간이
무리했기 때문이에요. 공복 상태에서는 체내에 저장된
탄수화물이 적어요. 탄수화물이 부족한 상태에서 운동을
하면 근손실은 물론, 간에도 무리를 줄 수 있어요.

운동 효과는 공복 상태에서 더 좋을까요, 뭐라도 먹은 상태에서 더 좋을까요? 공
복 상태가 왠지 지방을 더 태우는 느낌이라는 사람도 있고, 운동 전에 음식을 먹
으면 힘이 나서 운동을 더 잘 할 수 있다고 생각하는 사람도 있어요. 둘 다 틀린
말이에요.

잠에서 깬 공복 상태에서는 체내에 저장된 탄수화물이 적어요. 이 상태로 운
동을 하면 근손실은 물론, 간에도 무리를 줄 수 있죠. 만약 아침 공복 운동을 하
고 싶다면 운동 중에 수분을 충분히 섭취해주세요.

아침에 운동하면 온종일 졸린 이유

공복 운동을 선호하는 사람은 대부분 아침 운동을 해요. 우리 몸은 식사를 통해 얻은 탄수화물을 글리코겐이라는 고농축 에너지원 형태로 근육과 간에 저장하는데, 막 잠에서 깬 아침에는 저장된 글리코겐이 적어요. 몸은 잠을 자는 동안에도 생존을 위해 에너지를 사용하기 때문이죠. 뇌는 우리 몸의 총 에너지에서 50퍼센트 이상을 소비하는데, 자는 동안에도 많은 에너지를 계속 쓰고 있어요. 그러니 다음 날 아침에 간과 근육에 저장된 글리코겐이 굉장히 적겠죠. 이 상태로 운동을 하면 부족한 에너지를 근육에 저장된 단백질에서 가져올 수밖에 없어요 (37쪽 다이어트 할 때 탄수화물을 먹어야 하는 이유).

앞서 다이어트 할 때 탄수화물을 안 먹고 단백질만 먹으면 당신생이 일어난다고 했는데, 이 경우와 비슷해요. 탄수화물을 안 먹어서 몸에 탄수화물이 적어진 상황은 아니지만 잠을 자는 동안 탄수화물을 에너지로 사용해서 소진된 상황인 거죠. 이 경우 단백질을 에너지로 사용하는 당신생 과정에서 암모니아라는 부산물이 생성돼요. 암모니아는 몸에서 독성 물질로 간주하기 때문에 간은 독소 배출을 위해 열심히 일을 하게 돼요. 운동이 지속될수록 간은 더 열심히 일을 해야겠죠. 그래서 아침 공복 상태로 운동을 하면 온종일 피곤한 거예요. 간이 무리했기 때문이죠. 탄수화물이 부족한 상태에서 운동을 하면 근손실은 물론, 이처럼 간에도 무리를 줄 수 있어요. 특히 아침 공복 상태에서 2시간 이상 운동하는 것은 추천하지 않아요.

아침 공복 운동을 제대로 하려면

만약 아침 공복 운동을 하고 싶다면 운동 중에 수분을 충분히 섭취해주세요. 아침에 체중을 쟀을 때 저녁보다 적게 나오는 이유는 수분이 줄었기 때문이에요. 우리 몸의 에너지원인 글리코겐은 1g당 물을 3g 저장하거든요. 자는 동안 글리코겐을 에너지로 많이 사용하면 수분도 같이 줄어서 상대적으로 체중이 적게 나오는 거예요. 그래서 아침에 수분 공급 없이 땀이 많이 나는 운동을 하면 혈액이 끈적해지고 에너지를 효과적으로 운반할 수 없어 운동 효율이 떨어져요. 탈진할 수도 있고요.

가장 추천하는 방법은 글리코겐을 충분히 저장한 오후에 운동하는 거지만, 어쩔 수 없이 아침에 공복 운동을 해야 한다면 전날 저녁에 식사를 충분히 해서 에너지를 많이 저장해두세요. 그리고 운동 전에 흡수가 빠르고 인슐린 분비가 적은 액상과당(과일 주스)를 마시면 좋아요. 단백질 보충제, 식이섬유, 생과일은 소화 흡수가 오래 걸리니 추천하지 않아요.

운동 전에 먹은 음식, 에너지로 쓰일까

운동할 때 쓰는 에너지는 전날에 저장해놓은 거예요. 우리 몸은 탄수화물을 간과 근육에 글리코겐 형태로 저장하는데 운동할 때 쓰는 에너지 대부분은 글리코겐을 분해해서 얻어요. 운동하기 30분 전에 음식을 먹는다고 해서 그 음식에서 에너지를 바로 얻을 수 없는 거죠.

우리 몸은 음식을 먹으면 영양분을 세포로 옮기기 위해 췌장에서 인슐린을 분비해요. 탄수화물의 경우 분자가 커서 세포 안으로 바로 들어갈 수 없어요. 인슐린의 도움을 받아 세포 안으로 이동하는 거죠. 그렇기 때문에 식사 후에 인슐린이 가장 많이 분비돼요. 운동 직전에 식사를 해서 운동 중에 인슐린이 혈류에 흐르면 운동으로 분비되는 여러 호르몬과 상충 작용이 일어나요(52쪽 단백질 보충제 섭취 타이밍). 또한 음식을 먹으면 소화시키려고 혈액이 장기에 모이는데 운동할 때 자극하는 부위에도 혈액이 모이기 때문에 운동 효율이 떨어질 수밖에 없어요. 소화도 안 되고 운동도 안 되는 불상사가 생기는 거죠.

살이
안 찌는
몸 만들기

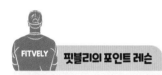

누구는 많이 먹어도 살이 안 찌고 누구는 조금만 먹어도 살이 찌고 대체 왜 그럴
까요? 정말 살찌고 안 찌는 체질이 존재하는 걸까요? 선천적으로 살이 안 찌는
사람이 있긴 있어요. 태어날 때부터 가지고 있는 소화 효소 덕분이에요. 그러나
타고 나지 않더라도 후천적으로 살이 안 찌는 체질이 될 수 있어요.

결론부터 말하면, 근육량이 많으면 살이 쉽게 찌지 않는 체질이 될 수 있어요.
체중이 같은 두 사람이 같은 양의 탄수화물을 먹었을 때 한 사람은 살이 찌고 다
른 사람은 살이 안 찐다면, 그 이유는 근육량의 차이 때문이에요.

같은 양을 먹는데 왜 나만 살찔까

우리 몸은 탄수화물을 고농축 에너지 공급원인 글리코겐으로 바꿔 근육과 간에 저장해요. 이렇게 저장한 글리코겐을 운동할 때 에너지로 사용하죠. 그런데 근육과 간에 저장할 수 있는 글리코겐의 양은 한정돼 있어요. 저장량을 넘게 되면 지방으로 축적되는데 이것이 바로 '살'이 되는 거예요.

간에는 평균적으로 75~100g 정도의 글리코겐, 즉 300~400칼로리를 저장할 수 있어요. 이는 유산소 운동을 2시간 정도 할 때 에너지로 사용하는 양이에요. 반면 근육에는 평균적으로 300~400g 정도의 글리코겐, 즉 1200~1600칼로리를 저장할 수 있어요. 근육은 간에 비해 몸에서 많은 부분을 차지하기 때문에 훨씬 더 많은 양의 글리코겐을 저장할 수 있는 거죠. 게다가 운동을 통해 근육량을 높이면 그만큼 더 많은 양의 글리코겐을 저장할 수 있고 지방으로 전환되는 양이 줄어드는 거예요.

똑같은 음식을 먹어도 근육이 많은 사람은 글리코겐으로 많이 저장할 수 있어 지방으로 축적되는 양이 적은 반면, 근육량이 적은 사람은 저장할 수 있는 글리코겐 양이 적어 지방으로 쉽게 축적돼 살찌는 거예요. 운동을 꾸준히 해서 근육량을 늘리면 그렇지 않은 사람보다 글리코겐을 2배 이상 저장할 수 있어요. 살이 안 찌는 몸이 되는 거죠.

근육이 많으면 살이 안 찌는 이유

근육량과 체질의 관계를 이해하려면 먼저 우리 몸에서 음식이 에너지로 사용되는 과정을 알아야 해요. 운동 전에 먹은 음식을 운동 중에 바로 에너지로 사용할 수 있을까요? 그렇지 않아요. 음식을 에너지로 사용하려면 체내에서 '소화(분해) → 영양분 합성(흡수) → 에너지 저장 → 에너지 방출'의 대사 과정을 거쳐야 해요. 탄수화물은 소화 흡수를 통해 포도당으로 분해되고, 다시 고에너지 화합물인 글리코겐 형태로 저장돼요. 바로 이 글리코겐이 운동 중에 사용되는 주에너지원이에요. 운동 전에 먹은 음식이 에너지로 사용되려면 이러한 과정을 거쳐 체내에서 글리코겐으로 바뀌어야 하기 때문에 시간이 걸려요.

우리가 섭취한 탄수화물(포도당)은 글리코겐 형태로 간에 30퍼센트, 근육에 70퍼센트 저장돼요. 그런데 간과 근육에 탄수화물(포도당)을 무제한 저장할 수 있는 것은 아니에요. 저장할 수 있는 양에는 한계가 있어서 탄수화물을 한계치 이상 섭취하면 잉여 탄수화물은 지방으로 전환돼 체내에 축적돼 살찌게 되는 거예요. 만약 같은 양의 탄수화물을 섭취해도 근육량이 적다면 탄수화물을 저장할 수 있는 용량도 적으므로 탄수화물이 지방으로 전환되는 양이 많아져 살이 쉽게 찌게 되죠. 반면 근육량이 많을수록 탄수화물을 저장할 수 있는 용량이 커지므

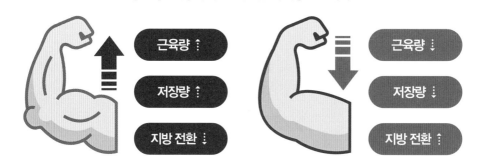

[그림] 근육량에 따른 탄수화물의 지방 전환 차이

탄수화물(포도당)은 글리코겐 형태로 간에 30퍼센트, 근육에 70퍼센트 저장돼요. 근육량이 많을수록 탄수화물을 저장할 수 있는 용량이 커지기 때문에 잉여 탄수화물이 지방으로 전환되는 잉여 탄수화물의 양이 적어요.

로 잉여 탄수화물이 적고 지방으로 전환되는 양도 적어지는 거예요.

일반적으로 근육이 지방보다 칼로리 연소율이 높다고 생각하지만 사실 차이가 크지 않아요. 오히려 앞서 말한 것처럼 간과 근육에 저장할 수 있는 탄수화물 용량 차이가 살이 찌고 안 찌는 체질을 결정하는 데 크게 작용해요. 이 때문에 식사량을 줄이기 힘들거나 요요 없는 다이어트를 하고 싶으면 반드시 근육 운동을 해야 해요. 지금까지 굶으면서 유산소 운동 위주로 다이어트를 했다면 이제부터는 근육 운동으로 근육량을 늘려보세요. 그러면 먹고 싶은 음식을 적당히 먹으면서 건강하게 다이어트 할 수 있을 거예요.

일주일에
5kg 감량이
가능한 이유

핏블리의 포인트 레슨

체지방 1kg을 줄이려면 약 7700칼로리의 에너지를 소비해야해요. 그런데 식이요법으로만 에너지를 소비하기는 쉽지 않아요. 가장 좋은 방법은 운동을 병행해 칼로리를 소비하는 거예요.

수많은 다이어트 광고를 보면 누구나 일주일에 5kg씩 뺄 수 있다고 하죠. 정말 일주일에 5kg씩 감량하는 일이 가능할까요? 가능해요. 생리학적으로 누구나 일주일에 5kg을 감량할 수 있어요.

다이어트의 기본 원리는 섭취하는 칼로리보다 소비하는 칼로리를 높여 체내에 저장된 에너지를 사용하는 거예요. 하루에 섭취하는 칼로리보다 약 1000칼로리를 더 쓴다면 일주일에 약 1kg의 체중을 뺄 수 있어요. 4주 동안 약 4kg을 뺄 수 있는 셈이죠. 체중에 따라서는 다이어트 1주차에 2~5kg, 한 달에 10kg 이상의 체중을 빼는 것도 가능해요.

여기서 짚고 넘어가야 할 점은 체중이 빠졌다고 체지방이 감소한 건 아니라는 거예요. 탄수화물 섭취를 줄이면서 운동을 병행해 에너지 소비를 늘리면 몸은 필요한 에너지량을 충족시키기 위해 체내 '축전분'에 의존하게 돼요. 축전분은 지방과 탄수화물로 구성돼 있어요. 특히 간과 근육에 글리코겐으로 저장돼 있는 탄수화물 축전분 대부분을 며칠 내에 빠르게 소비하죠. 글리코겐 1g당 약 3g의 물을 끌어안고 있기 때문에 글리코겐과 함께 물이 소비되면서 다이어트 1주차에 체중은 상당히 큰 폭으로 줄어들어요. 이처럼 식이요법, 운동, 수분 섭취까지 제한하면 일주일에 5kg 이상은 쉽게 뺄 수 있어요. 하지만 이 방법은 다이어트 첫 주에만 큰 효과를 볼 수 있을뿐더러 실제로 빼고 싶은 체지방량이 줄어드는 건 아니기 때문에 권하지 않아요.

진짜 살빠지는 체지방 다이어트를 하려면

근육은 70퍼센트 이상이 수분으로 이루어져 있어서 체내에 수분이 부족하면 근 손실이 발생해요. 또한 다이어트로 탄수화물 섭취를 줄이면 당신생이 발생해 근 손실로 이어질 수 있죠. 다행히 다시 수분과 탄수화물을 섭취하면 체중이 금세 원상복귀 돼요. 이처럼 탄수화물과 수분을 줄이는 다이어트를 하면 체중은 금방 줄일 수 있지만 다시 탄수화물과 물 섭취를 늘리면 체중도 원점으로 돌아가는 다이어트의 가장 큰 실패 요인 '요요 현상'을 겪게 되는 거예요.

대부분의 사람들이 원하는 다이어트는 '수분 다이어트'가 아니라 '체지방 다이어트'예요. 체지방 1kg을 줄이려면 약 7700칼로리의 에너지 소비를 만들어야 해요. 일주일 동안 체지방 1kg 감소를 목표로 계산하면 1일 소비 칼로리는 1000칼로리예요. 이를 건강상 문제없는 '1일 최대 소비 칼로리'라고 해요. 그런데 1일 1000칼로리를 소비하려면 식이요법으로만 채우기는 쉽지 않아요. 자칫 하면 앞서 말한 수분 다이어트와 다를 바 없게 되죠. 그러니 운동을 병행해 칼로리를 소비해야 해요.

체지방 다이어트에 가장 좋은 운동 순서

가장 추천하는 방법은 고강도 무산소 운동(웨이트 트레이닝)을 50~60분 정도 하고 저강도 유산소 운동을 10~30분 정도 하는 거예요. 무산소 운동을 먼저 하고 유산소 운동을 하면 크게 두 가지 점에서 좋아요. 첫 번째는 몸에 저장된 탄수화물을 근육을 만드는 데 사용하기 때문에 근육량이 증가하고, 이는 하루 에너지 소비량을 높여 살이 쉽게 찌지 않는 체질을 만들어주죠. 두 번째는 무산소 운동으로 탄수화물을 빠르게 소모하면 몸은 항상성을 유지하기 위해 탄수화물을 절약하고 지방 대사율을 올려서 유산소 운동만 했을 때보다 훨씬 빠르게 지방을 연소할 수 있어요.

　마무리 운동으로 저강도 유산소 운동을 10분 이상 하는 이유는 뭘까요? 무산소 운동을 하면 젖산이 축적돼 근육통과 피로가 생기는데, 마무리로 저강도 유산소 운동을 하면 젖산을 에너지원으로 사용할 수 있어 피로감을 줄일 수 있기 때문이에요.

땀과
다이어트의
관계

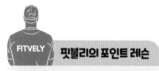

핏블리의 포인트 레슨

땀을 많이 배출하는 건 다이어트 효과가 없어요. 체중은
감소할 수 있지만 이는 땀을 통해 수분이 빠져서 생기는
현상이지, 체내 지방이 연소된 결과는 아니에요.

운동할 때 땀이 많이 나야 다이어트에 좋을까요? 그렇지 않아요. 우리 몸은 항상
체온 36.5도를 유지하려고 하는데, 만약 외부에서 열이 들어오면 체온을 낮추기
위해 땀을 배출해요. 특히 여름철 같이 높은 온도에서 강도 높은 운동을 하면 땀
이 배출될 때 혈관이 확장되고 피부로 가는 혈류량이 많아져요. 이는 피부 밖으
로 열을 발산하고 땀을 내기 위한 작용이에요. 그런데 혈액은 한정되어 있기 때
문에 상황에 따라 몸 곳곳에 혈액을 나눠서 보내요. 예를 들면 식사 후에는 소화
기관으로 혈액을 많이 보내고, 운동 중일 때는 근육으로 혈액을 많이 보내는 거
죠. 만약 여름철 같이 더운 날 운동 중에 체온이 과하게 상승해 땀을 배출해야 하

면 피부로 가는 혈액이 많아지는 대신, 근육으로 가는 혈액이 적어지겠죠. 이렇게 되면 근육이 혈액을 통해 받는 산소와 에너지량이 적어질 수밖에 없어요. 또한 근수축이 줄어들고 피로 물질인 젖산이 축적되어 피로를 쉽게 느끼게 되죠.

땀을 많이 내기 위해 땀복을 입고 운동하는 경우가 있는데 역시 다이어트에는 효과가 없어요. 체중이 잠시 줄어들 수 있지만 이는 땀을 통해 수분이 빠져서 생기는 현상이지, 체내 지방이 연소된 결과는 아니에요. 오히려 땀을 내면서 나트륨과 전해질을 잃게 되어 운동 효율이 떨어질 수 있어요. 체내 수분이 빠지면 혈액의 점도가 끈적해지는데 심장은 끈적한 피를 순환시키기 위해 더욱 펌프질을 열심히 하게 되거든요. 그러면 호흡이 가빠지고 에너지를 평소보다 더 쓰게 되면서 피로감을 빨리 느끼게 되죠. 그러니 땀이 많이 나는 편이라면 운동하는 중간중간 수분을 충분히 섭취해서 혈액이 원활하게 흐르도록 해줘야 해요.

운동하기 가장 좋은 환경은 시원한 곳에서 가벼운 옷차림으로 하는 거예요. 이러한 환경에서 운동해야 다이어트와 근성장에 효과가 있어요. 또한 운동해서 흘리는 땀과 외부 환경에 의해 흘리는 땀의 성분에는 차이가 거의 없어요. 그러니 운동할 때 땀을 많이 내야 효과가 있다는 강박감을 느끼지 마세요.

케톤 다이어트 제대로 알고 하자

핏블리의 포인트 레슨

케톤 다이어트는 몸이 유리지방산(지방)을 에너지원으로 사용하도록 유도해서 체내 지방을 빨리 연소하는 방식이에요. 탄수화물을 적게, 지방을 많이 먹는 다이어트 방법으로 인기 있지만 추천하지 않아요.

케톤(키노제닉) 다이어트의 종류에는 '고지방 · 저탄수 · 저단백' '고단백 · 저탄수 · 저지방' '고단백 · 고지방 · 저탄수' 식이가 있어요. 그중에서 탄수화물을 적게, 지방을 많이 먹는 다이어트 방법이 가장 인기 있죠. 케톤 다이어트, 다시 말해 케톤 생성 식이요법은 1920년대부터 간질 치료를 위해 사용됐어요. 그런데 최근 새로운 다이어트 방법으로 부각되고 있는 거죠.

케톤 다이어트를 이해하려면 먼저 우리 몸의 생리부터 알아야 해요. 공복 상태 즉, 저혈당 상태에서 우리 몸은 지방을 분해해 에너지를 만들어요. 이때 지방은 리파아제라는 소화 효소에 의해 글리세롤과 유리지방산으로 분해되고, 유리

지방산은 에너지원으로 사용돼요. 케톤 다이어트는 탄수화물 섭취를 제한하고 지방을 많이 먹어서 유리지방산을 에너지원으로 사용하는 과정을 유도해 지방을 빨리 연소하는 방식이에요. 유리지방산이 간에서 대사되면 케톤이라는 산성의 부산물이 만들어지는데 우리 뇌는 탄수화물(포도당)이 없으면 케톤을 에너지로 사용하거든요. 이 과정을 거치면서 살이 빠지는 거죠.

그런데 케톤이 체내에 너무 많이 축적되면 케톤산증을 일으켜요. 케톤산이 생기면 혈액이 산성화되어 뼈와 근육이 손상돼요. 또한 케톤 다이어트로 포화지방을 많이 섭취하면 심근경색이나 고혈압 같은 질병이 생길 가능성이 높아져요.

케톤 생성 식이요법이 원래 간질 치료를 위해 고안된 것처럼 케톤 다이어트는 철저한 관리 감독하에 이루어져야 해요. 우리 몸에 케톤이 많이 축적되면 어떤 부작용이 생기는지에 관한 연구도 아직 미흡해요. 그러니 케톤 다이어트를 추천하지 않아요. 올바른 운동과 균형 잡힌 식단을 병행해서 보다 안전하고 건강하게 다이어트를 해보세요.

카페인은 다이어트에 도움이 될까?

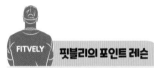

핏블리의 포인트 레슨

카페인은 글리코겐 분해 속도를 높여 에너지를 빠르게 공급하는 역할을 해요. 글리코겐을 충분히 저장한 상태에서 운동할 때 카페인을 활용하면 다이어트에 도움이 될 수 있어요.

카페인은 냄새가 없고 쓴맛이 나는 백색 알칼로이드로 커피, 콜라, 초콜릿, 스포츠 음료에 들어 있어요. 우리가 알고있는 카페인의 주요 효과는 피로와 졸음을 쫓는 각성 효과죠. 이러한 효과는 아데노신이라는 신경전달물질과 관련이 있어요. 아데노신은 신경세포의 활동을 둔화시키는데, 몸이 피로해지면 아데노신 분비가 증가해 졸음을 유발해요. 카페인은 아데노신의 활성을 억제시켜 아드레날린 분비를 촉진하는 역할을 해요. 아드레날린과 카페인은 중추신경계를 자극해 근수축 강도를 높이고 근육과 간에 저장된 글리코겐 분해를 촉진해요. 여기서 핵심은 카페인이 글리코겐 분해를 높여 에너지를 빠르게 공급한다는 거예요. 글리코겐을 충분히 저장한 상태에서 운동할 때 카페인을 섭취하면 다이어트에 도움이 되겠죠.

또한 카페인은 신경계를 자극해 지방세포에 저장된 유리지방산을 에너지로 사용할 수 있도록 촉진해요. 지방 연소가 빨라지니 당연히 다이어트에 도움이 되는 거죠.

그러나 카페인 섭취를 제한해야 하는 경우가 있어요. ① 아침 공복 운동을 할 때 ② 간헐적 단식을 할 때 ③ 고강도 운동을 2시간 이상 할 때 ④ 저녁 9시 이후에 운동을 할 때 ⑤ 골다공증이 있을 때예요.

아침 공복 운동을 하거나 간헐적 단식을 할 때는 저장된 글리코겐이 적을 수밖에 없어요. 이 상태에서 카페인을 마시고 운동하면 부족한 에너지를 단백질을 분해해서 만드는 당신생이 일어나게 되죠. 즉 카페인이 근손실을 촉진할 수 있다는 거예요. 또한 고강도의 크로스핏이나 웨이트 트레이닝을 2시간 이상 할 때 카페인을 섭취해도 마찬가지예요. 초반에는 글리코겐을 빠르게 사용하지만, 시간이 지날수록 당신생이 일어날 수 있어요. 고강도 운동을 할 때는 지방보다 탄수화물에서 순간적으로 빠르게 에너지를 공급해야 하니 당신생도 함께 일어날 수밖에 없는 거죠.

더불어 카페인은 뼈의 칼슘 손실을 촉진하고 소변을 통해 칼슘을 배출하려는 경향이 있어요. 커피 한 잔당 약 5mg의 칼슘 손실이 일어나요. 그러니 골다공증이 있다면 카페인 섭취를 줄여야 해요. 일반인 기준으로 카페인 적정 섭취량은 3~6mg/kg 정도이고, 9mg/kg 이상의 고농도에서는 운동 수행 능력이 더이상 향상되지 않는다고 해요(국제스포츠영양학회 기준).

홍삼이 다이어트에 미치는 영향

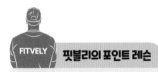

FITVELY 핏블리의 포인트 레슨

홍삼의 약용 성분인 사포닌은 비만을 막아주는 역할을 해요. 음식은 소장으로 이동해 수백만 개의 융모를 통해 영양소로 흡수되는데, 사포닌은 융모의 영양 흡수율을 억제해 비만을 예방해주는 거죠.

삼의 종류에는 산삼, 인삼, 수삼, 홍삼 등이 있어요. 효능 차이에 대해서는 여러 이견이 있지만 성분은 크게 차이가 없다고 해요. 삼이 건강식품으로 인기가 높은 이유는 삼에 공통으로 들어 있는 약용 성분인 사포닌 덕분이에요. 사포닌은 콜레스테롤과 유사한 화학 구조를 가지고 있어서 콜레스테롤 흡수를 막고 배출을 도와줘요. 또한 육류와 같은 동물성 식품을 장기간 섭취하면 몸에 산화된 지방 덩어리와 비슷한 과산화지질(피부 주름, 색소 침착 등 노화를 일으키는 원인)이 생기는데 사포닌이 이를 분해해 암의 근원을 차단하죠.

또한 사포닌은 비만을 예방하는 역할을 해요. 우리가 먹는 음식은 소장으로 이동해 수백만 개의 융모를 통해 영양소로 흡수되는데, 사포닌은 장의 융모가 커지는 것을 막아줘 비만을 예방해줘요(융모가 커지면 음식의 흡수력이 향상되어 비만을 일으켜요). 비슷한 예로 식이섬유가 있어요. 식이섬유는 장의 수축 운동을 활성화시켜 음식물이 장을 빠르게 통과할 수 있게 해요. 즉 융모와 접촉을 줄여 영양소 흡수가 줄어들어 다이어트에 도움이 되는 거죠.

홍삼은 30종에 달하는 사포닌을 함유하고 있어요. 홍삼을 만들 때 일어나는 화학작용에 따라 자연 상태의 인삼에는 존재하지 않는 새로운 약효 물질이 생긴다고 해요. 단점은 가격이 비싸다는 것인데 홍삼 대신 콩, 파, 더덕, 당근, 돌외잎, 양배추, 도라지, 미나리, 마늘, 양파 등을 통해서도 쉽게 사포닌을 섭취할 수 있어요. 특히 돌외잎에는 인삼의 6배나 되는 사포닌이 들어 있어요. 분말로 차를 우려 마셔도 좋고 캡슐 형태의 제품으로 섭취해도 좋아요.

다이어트 중에 한 끼 과식해서 3kg이 쪘다면?

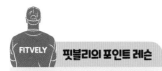

핏블리의 포인트 레슨

만약 2주 이상 식이조절을 해왔다면 한 끼 정도 과식해도 갑자기 살찌지 않아요. 몸무게 증가분은 지방이 아니라 수분이라고 보면 돼요. 오히려 다이어트 중에 한 끼의 과식이 다이어트에 도움이 되는 경우가 있어요.

식이조절을 2주 이상 지속하면 점점 지치죠. 특히 저탄수화물 다이어트를 하면 탄수화물 음식에 대한 유혹을 뿌리치기 힘들어요. 순간 이성의 끈을 놓으면 평소 먹는 양보다 많이 먹게 되는데, 2배 이상 먹으면 과식했다고 할 수 있어요. 한 끼 과식한 다음에 몸무게를 재면 최대 3kg까지 늘기도 해요. 과식으로 증가한 3kg이 모두 지방일까요?

2주 이상 식이조절을 해왔다면 한 끼 정도 과식해도 갑자기 살찌지 않아요. 몸무게 증가분은 지방이 아니라 수분이라고 보면 돼요. 탄수화물을 섭취하면 글리코겐 형태로 간과 근육에 저장한다고 했었죠? 이때 글리코겐 1g당 수분 3g을 품고 있거든요. 그래서 탄수화물을 많이 먹으면 자연스럽게 수분을 많이 머금게 되고 체중이 증가하는 거예요. 늘어난 체중은 수분 무게라고 할 수 있죠. 이처럼 갑자기 증가한 체중은 다시 다이어트 식단으로 돌아가면 하루 만에 원래대로 빠지는데, 과식으로 저장된 탄수화물을 고갈시키면서 수분도 같이 빠져나가기 때문이에요.

오히려 다이어트 중에 한 끼의 과식은 도움이 되기도 해요. 다이어트를 4주 이상 지속하면 우리 몸은 비상사태에 돌입해 평소에 소비하는 에너지량을 줄이려고 신진대사를 떨어뜨려요. 이러한 이유로 다이어트 초반에는 체중 감량이 비교적 쉽지만 다이어트를 하면 할수록 점점 더 어려워지는 거예요. 운동을 많이 하고 적게 먹어도 에너지 사용량이 줄어드니 정체기가 오고 다이어트를 포기하게 되는 경우가 많아요. 그런데 2주에 한 번 정도 먹고 싶은 탄수화물 음식을 적당히 먹으면 우리 뇌는 '몸에 저장할 연료가 많구나. 다시 에너지 사용량을 높여도 되겠는걸'이라고 착각해 다시 신진대사를 올려요.

물론 아무리 치팅데이라고 피자, 치킨, 도넛처럼 포화지방이 많은 음식을 왕창 먹으면 안 돼요. 파스타, 통밀빵, 현미밥, 떡 등 복합당 위주로 먹어서 글리코겐 저장량을 일시적으로 늘려 다시 에너지 사용량을 높여야 해요. 치팅데이는 다이어트를 하면서 적어도 4주에 한 번, 많게는 2주에 한 번 정도 전략적으로 갖기를 추천해요. 치팅데이에 먹고 싶은 음식을 먹으면 스트레스를 덜 받으면서 에너지 사용량을 높게 유지하는 똑똑한 다이어트를 할 수 있을 거예요.

생리 기간에
식욕과 변비로
고생한다면?

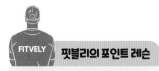

핏블리의 포인트 레슨

생리 기간을 활용해 다이어트를 한다면 생리 시작 일주일
전부터 식사량과 운동량을 평소보다 늘려주세요. 식사량
과 운동량을 늘리면 체내 산소 공급이 많아져 생리통이
줄고 월경 전 증후군에도 도움이 될 수 있어요.

어째서 생리할 때가 되면 단 음식을 찾고 과식을 하게 되는 걸까요? 흔히 호르몬 때문이라고 하죠. 물론 호르몬 영향도 있지만 다른 이유도 있어요. 생리혈은 하루에 많게는 30g, 생리 기간에 총 50~150g이 배출되는데 여성의 몸은 생리 전에 최대한 에너지를 저장하기 위해 뇌를 자극해 많은 음식을 먹게 만들어요. 이 기간에 단 음식을 먹으면 단당류가 에너지로 빠르게 전환돼 전신을 활성화시키고 기분을 좋게 만들죠. 또한 생리 전에는 기초 체온이 오르면서 기초대사량이 늘어나 평소보다 많은 에너지를 사용하게 되고 금방 허기를 느끼게 돼요. 그러니 생리 전에 평소보다 허기를 더 느끼고 예민해질 수밖에 없어요.

생리 기간 다이어트 방법

생리 전 증후군을 겪는 시기에는 컨디션이 가장 나빠요. 변비, 두통, 짜증, 우울감과 함께 얼굴에 트러블이 나기도 쉽죠. 프로게스테론이 많이 분비되어 몸이 붓고 식욕도 왕성해지고 같은 음식을 먹어도 평소보다 더 많은 인슐린이 분비돼 지방이 잘 축적돼요. 생리 기간을 활용해 다이어트를 한다면 생리 시작 일주일 전부터 평소보다 식사량과 운동량을 늘려주세요. 식사량과 운동량을 늘리면 산소 공급이 증가해 생리통이 줄고 월경 전 증후군 완화에도 도움이 될 수 있어요.

식사는 포만감이 크고 식이섬유가 풍부한 토마토와 아몬드, 세로토닌 수치를 높이는 연어, 호두, 달걀, 치즈, 두부를 먹는 것을 추천해요. 생리 중 가벼운 운동은 생리통과 부종을 줄이는 데 도움이 되고 엔돌핀을 분비해 불안감과 통증을 줄여주는 효과가 있어요. 생리 중에는 신경전달물질인 세로토닌, 일명 행복 호르몬 수치가 낮아지는데 운동을 하면 세로토닌과 엔돌핀이 분비되기 때문이죠. 다만 평소 운동보다 강도와 시간을 줄여 몸이 감당할 수 있는 수준으로 조절해야 해요. 예를 들면 걷기, 에어로빅, 요가, 필라테스 등 스트레칭과 신체 균형에 도움이 되는 운동이 좋아요.

반면 생리하기 전에 예민한 상태로 몸을 움직이지 않고 단 음식만 먹으면 산소 공급이 감소해서 스트레스를 받고 긴장하게 되요. 그러면 교감신경계가 우세하게 되면서 혈관과 자궁에 있는 민무늬근에 과도한 자극을 줘 자궁에 충분한 산소가 공급되지 않고 혈액이 부족해 생리통이 심해질 수 있어요.

생리 기간에 여성이 예민해지는 건 자연스러운 현상이에요. 그러니 자신을 너무 몰아붙이지 말고 적당히 단 음식을 먹으면서 건강하게 운동해보세요.

생리 전에 변비로 고생하는 이유

일반적으로 여성이 남성보다 변비로 고생을 더 많이 해요. 국민건강보험공단 자료에 따르면 20~30대 변비 환자 중에 여성이 남성보다 3.9배나 많다고 해요. 왜 여성이 변비로 더 고생하는 걸까요? 그 이유 중 하나는 남성과 여성의 골반 모양이 다르기 때문이에요. 여성은 남성보다 골반이 넓어서 장이 좀 더 느슨하게 구불구불 이어져요. 우리가 음식을 먹으면 먼저 작은창자로 이동해 영양소를 흡수한 다음 큰창자에서 수분을 흡수해 변을 만드는데, 이때 장이 느슨하면 큰창자를 통과하는데 시간이 오래 걸려 수분을 많이 뺏기게 되죠. 때문에 변이 딱딱하고 변비에 걸릴 확률이 높아지는 거예요. 또한 여성의 골반 아래쪽에는 자궁이 있어서 변을 배출할 때 방해를 받곤 해요. 여성의 몸 구조상 어쩔 수 없이 남성보다 변비로 더 많이 고생하게 되는 거죠.

신체적 이유 말고도 여성은 특히 생리 전과 임신 초기에 변비에 걸리기 쉬워요. 그 이유는 호르몬 때문이에요. 임신 초기와 배란 후에 난소의 황체에서 황체 호르몬이 분비되는데 황체 호르몬은 장에서 수분 흡수율을 높이고 큰창자의 운동을 억제해요. 그러니 여성은 항상 식이섬유와 물을 충분히 섭취하고 생리 전에는 특히 이 부분을 신경 쓰면 좋겠죠. 이 밖에 여성이 남성보다 복근이 약해서 변을 배출하는 힘이 약한 것 또한 변비의 원인 중 하나이기도 하니, 평소에 복근 운동을 꾸준히 해주세요.

생리 기간에 단백질 섭취를 줄여야 하는 이유

 FITVELY 핏블리의 포인트 레슨

생리 기간에 단백질을 많이 먹으면 칼슘이 평소보다 과하게 배출될 수 있어요. 다이어트로 생리 불순이 생기거나 인바디 검사를 했을 때 골밀도가 낮게 나온다면 단백질 섭취를 줄이세요.

여성 호르몬인 에스트로겐은 칼슘 균형을 유지하는데 꼭 필요한 호르몬이에요. 생리가 끝나면 에스트로겐 생성이 줄면서 칼슘 균형을 유지하는 능력도 떨어지게 돼요. 또한 생리 중에는 생리혈과 함께 칼슘이 배출되는데, 칼슘을 보충하지 않으면 우리 몸은 골격을 분해해 칼슘을 만들게 돼요. 그러면 골밀도가 낮아져 골다공증의 위험이 높아지죠. 그러니 생리 중이나 생리가 끝난 후에 칼슘 보충에 더욱 신경 써야 해요.

생리 기간에 단백질 섭취를 줄여야 하는 이유는 단백질을 많이 먹으면 칼슘 배출을 촉진할 수 있기 때문이에요. 일반적으로 단백질 1g을 섭취할 때마다

1mg의 칼슘이 손실돼요. 단백질을 많이 먹으면 몸 안에 질소가 많이 생기고 간과 신장은 질소를 소변으로 배출하는데, 이 과정에서 소변이 산성화되고(이를 케톤증이라고 해요) 칼슘도 많이 배출돼요. 생리 중에 케톤증이 발생하면 칼슘을 더 많이 잃게 되고 부족한 칼슘은 골격을 분해해 채우면서 골다공증에 걸릴 위험이 높아져요. 특히 50세가 넘어가는 폐경기 여성은 에스트로겐 수치가 떨어져 있기 때문에 더욱 조심해야 해요.

물론 우리 몸은 칼슘이 부족하면 소장에서 칼슘 흡수율을 높이고 신장에서 배출량을 줄여 칼슘 농도를 조절하지만, 다이어트로 고단백 식이를 오랫동안 지속하면 골다공증에 걸릴 위험이 높아진다는 점을 꼭 기억해주세요. 특히 다이어트로 생리 불순을 겪거나 인바디 검사를 했을 때 골밀도가 낮게 나온다면 단백질 섭취를 줄여야 해요. 곡류에 들어 있는 피틴산염, 시금치 같은 녹색 채소에 들어 있는 수산염, 간이 센 음식에 들어 있는 나트륨은 칼슘 배출을 촉진하기 때문에 생리 중에 섭취를 피하는 것이 좋아요. 반면 유제품에 들어 있는 비타민D와 젖당을 칼슘과 함께 섭취하면 흡수율을 높일 수 있어요.

강도 높은 운동을 매일 한다면 나이와 상관없이 하루에 약 1000mg 이상의 칼슘을 섭취하고, 칼슘이 부족해 칼슘 보충제를 먹는다면 하루에 1500mg을 넘지 않는 것이 좋아요. 칼슘을 너무 많이 섭취하면 유방 조직 내에 칼슘이 축적되는 유방 석회질이 발생할 수 있기 때문이죠.

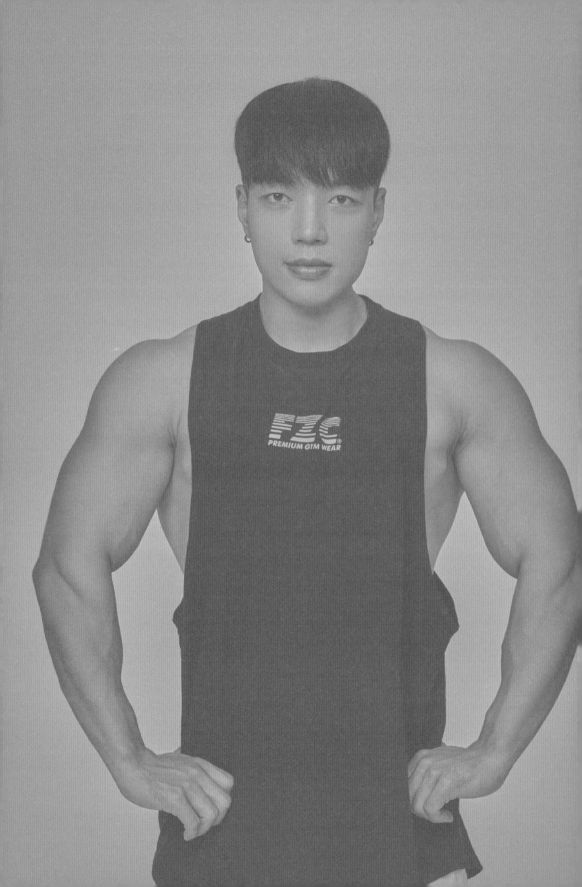

2장

헬스와 다이어트 할 때
가장 궁금한
근성장·근육 운동 전략

프리웨이트와 머신, 어떤 운동이 더 좋을까요?

운동할 때 근손실을 줄이는 방법이 있을까요?

엉덩이가 울퉁불퉁한 힙딥은 왜 생기는 걸까요?

운동할 때 근성장이 어떻게 이루어지는지, 목표 근육을 정확하게

자극하는 방법이 무엇인지 안다면 운동의 질과 효과가 달라져요.

10여 년간 퍼스널 트레이닝을 하며 근성장과 근육 운동

방법에 대해 가장 많이 받은 질문을 중점적으로 짚어볼게요.

운동
중독자는
몸이 약하다?

핏블리의 포인트 레슨

운동을 과도하게 하면 부신피질 호르몬(스테로이드)의 분비가 많아져 면역 기능이 억제돼요. 실제로 많은 보디빌더들이 감기 같은 질병에 쉽게 걸리고 특히 스테로이드 주사를 악용할 경우 외부 감염에 취약해져요.

운동에 중독되면 하루도 빠지지 않고 운동을 하죠. 심할 경우 하루에 2~3회 운동하기도 하고요. 물론 운동을 규칙적으로 하면 건강에 도움이 되지만 광적으로 매달리면 신체 기능에 장애가 생기고 심할 경우 급사할 수 있어요.

운동에 중독된 상태를 전문 용어로 '운동 과다증'이라고 해요. 운동을 과도하게 하면 부신피질 호르몬의 분비가 많아지는데, 부신피질 호르몬은 콜레스테롤을 원료로 만들어지는 스테로이드예요. 부신피질 호르몬이 문제가 되는 이유는 과하게 분비되면 면역을 담당하는 림프구의 기능을 억제하기 때문이에요. 림프구는 면역 기능에 아주 중요한 역할을 해요. 우리 몸에 병원균이 들어오면 강력

한 화학물질을 배출해 병원균을 제거해주죠. 림프구는 온몸에 퍼져 있는데 특히 병원균이 침투하기 쉬운 생식기관, 허파, 소화기관에 집중돼 있어요. 이처럼 중요한 면역세포가 운동 과다증으로 파괴될 수 있는 거죠. 실제로 많은 보디빌더들이 감기 같은 질병에 쉽게 걸리고 스테로이드 주사를 악용할 경우 외부 감염에 취약해져요.

하루라도 운동을 안 하면 뒤처지는 것 같고 근육이 줄어드는 것 같은 기분을 느낀 적 있나요? 아무리 피곤해도 잠을 줄이면서까지 운동을 해봤다면 건강이 나빠지는 걸 몸소 느꼈을 거예요. 우리 몸에서 아주 중요한 면역 기능과 정신 건강을 위해 운동 빈도와 강도를 자신의 몸에 맞게 적절하게 조절해주세요.

운동을 해야 하는 5가지 이유

운동이 몸에 좋은 건 알고 있지만 어떻게 좋은 걸까요? 운동을 해야 하는 여러 이유 중에서 핵심적인 5가지만 이야기해볼게요.

첫째, 심장 용적이 넓어져서 오래 살 수 있어요. 쉽게 설명하면 심장근도 다른 근육처럼 운동을 통해 강화할 수 있어요. 심장근이 비대해지면 심장 용적이 넓어져서 심박출량이 증가해요. 심장이 한 번 수축해 혈액을 내뿜을 수 있는 양(1회 박출량)이 일반인의 경우 70ml인 반면, 운동선수는 평균 100ml 정도 돼요. 이처럼 1회 박출량이 증가하면 심박수가 감소하는데 이를 '운동성 서맥'이라고 해요. 심장근 발달로 운동성 서맥을 갖게 되면 일반인보다 하루 약 3만회 심박수를 줄일 수 있고, 1년이면 약 1000만 번의 심근 수축 활동을 쉽게 할 수 있어요. 기계를 많이 쓰면 빨리 고장 나듯 심장도 많이 뛰면 고장 나기 쉬워요. 그러니 규칙적으로 운동해서 심장 용적을 늘려주는 것이 좋아요.

둘째, 불안감을 해소하고 정서적으로 안정감을 느낄 수 있어요. 스트레스를 받거나 긴장하면 자율신경계와 내분비계에 이상이 생기게 돼요. 이때 운동을 하면 뇌 조직으로 가는 혈액량이 증가해 산소 공급이 원활해지므로 편안함을 느끼게 돼요. 또한 운동으로 체내 염분을 배출해 우울증을 줄일 수 있어요.

셋째, 운동을 하면 뼈가 튼튼해져요. 뼈는 근육으로 둘러싸여 있는데 운동 부족으로 근육량이 적으면 뼈를 압박하는 힘이 약해 골밀도가 낮아져요. 그런데 운동을 하면 뼈의 주요 성분인 칼슘과 단백질 공급이 원활해져 골밀도가 높아지게 돼요. 성장이 활발한 청소년기나 골밀도가 낮아지는 폐경기 여성은 특히 규칙적인 운동을 꼭 해야 하죠.

넷째, 관절이 부드러워져요. 운동을 하면 관절에 흐르는 혈액 분비가 촉진돼 관절이 부드러워지고 관절 주변의 인대와 근육 신축성이 좋아져요. 반대로 인대와 근육 신축성이 낮으면 넘어지거나 무리하게 몸을 움직일 때 쉽게 다치고 염증이 생길 수 있어요.

마지막으로 운동은 스트레스 적응력을 높여줘요. 우리 몸은 스트레스를 받으면 비상사태에 돌입해 아드레날린과 스트레스 호르몬을 분비해요. 이때 운동을 하면 근육 긴장감을 낮추고 아드레날린 분비를 억제하는 효과가 있어요. 또한 운동은 스트레스에서 회복되는 시간을 줄여 주고 운동에 집중하다 보면 걱정도 잠시 잊을 수 있어요.

프리웨이트 vs 머신, 어떤 운동이 더 좋을까?

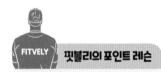

핏블리의 포인트 레슨

두 운동 모두 하는 걸 추천해요. 프리웨이트와 머신 운동
으로 만들어지는 근육이 다르기 때문이에요. 프리웨이트
는 안정근과 겉근육을 강화하고, 머신 운동은 겉근육을
강화하는데 효과적이에요.

헬스장을 이용하면 생소한 기구를 보고 난감했던 경험이 의외로 많을 거예요.
프리웨이트와 머신의 차이점을 정확히 모르는 경우도 종종 있고요. 프리웨이트
와 머신이 각각 무엇이고 어떠한 특징이 있는지 안다면 헬스장에서 무슨 운동을
할지 고민이 줄어들겠죠. 프리웨이트와 머신은 각각 장단점이 있어요.

프리웨이트는 안정근과 겉근육을 함께 강화하고, 머신 운동은 겉근육을 주로
강화하는데 효과적이에요. 가장 추천하는 방법은 에너지가 많을 때 프리웨이트
를 하고 나서 머신 운동을 하는 거예요. 프리웨이트로 기본 운동을 하고 머신으
로 자극이 부족한 부위나 더욱 자극하고 싶은 부위를 보완한다면 다양한 근육을

골고루 강화하는데 도움이 되죠. 강조하고 싶은 점은 늘 똑같은 루틴으로 운동하면 몸이 적응해서 운동이 아니라 노동이 된다는 거예요. 몸이 적응하지 못하도록 루틴을 바꿔가며 운동하는 것이 좋아요.

프리웨이트

프리웨이트란 기구를 직접 들고 움직여서 근육을 단련하는 운동을 말해요. 덤벨, 바벨, 파워렉, 벤치 프레스, 데드리프트, 케이블머신, 스미스머신으로 하는 운동이 프리웨이트에 해당돼요. 프리웨이트는 고정된 머신이 아니기 때문에 가동범위에 제한이 없어요. 그래서 자신이 원하는 만큼 근육을 이완 수축할 수 있죠. 기구를 들고 균형을 잡아야 하기 때문에 근육을 더 많이 쓰고 힘이 더 들어갈 수밖에 없어서 부상 위험이 있어요. 고중량의 프리웨이트를 하다가 무게를 감당 못 해서 균형을 잃으면 부상을 입을 수 있어요. 하지만 자신의 운동 능력에 맞게 무게를 조절한다면 안정근(밸런스 근육)을 발달하는데 효과적이죠.

[사진] 프리웨이트 기구 종류

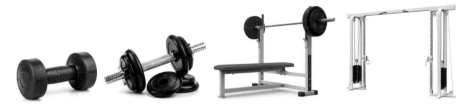

프리웨이트란 기구를 직접 들고 움직여서 근육을 단련하는 운동이에요. 덤벨, 바벨, 벤치프레스, 케이블머신이 대표적이죠.

머신 운동

머신은 고정된 기구를 말해요. 프리웨이트와 달리 고정된 기구로 운동하므로 가동범위가 일정해서 신체 균형을 잡기 위해 힘을 쓰지 않아도 돼요. 즉 목표 근육만 집중해서 강화하는 데 효과적이죠. 또한 안정적이고 부상 위험이 상대적으로 적은 편이라 초보자가 다루기 쉬워요(하지만 잘못된 자세로 머신 운동을 하면 문제가 돼요). 예를 들어 턱걸이를 혼자서 못하는 사람이 랫풀다운 머신을 이용하면 안전하게 등 근육을 단련할 수 있는 거예요. 그러나 머신 운동만 하면 평소에 무거운 물건을 들거나 균형을 잡을 때 쓰이는 코어근육과 안정근을 강화하기 어려워요. 무엇보다 머신 운동을 할 때 손잡이, 의자 높이, 발판 위치 등 자신의 몸에 제대로 맞춰야 효과를 볼 수 있으니 주의하세요.

운동할 때 호흡을 어떻게 해야 할까?

FITVELY **핏블리의 포인트 레슨**

강한 힘을 사용할 때 순간적으로 숨을 참는 '발살바' 호흡을 해보세요. 발살바 호흡은 코와 입을 막고 배에 힘을 주어 강하게 숨을 내쉬는 호흡법이에요. 운동 중 몸의 움직임을 줄이는데 효과적이에요.

운동할 때 호흡을 어떻게 하는지 살펴보면 세 가지 유형이 있어요. 힘을 주는 동작에서 숨을 뱉거나 마시거나 혹은 멈추는 유형이에요. 그중에서 힘을 주는 순간에 숨을 마시는 유형이 가장 문제가 돼요. 숨을 마시면 몸이 긴장하게 되거든요. 덤벨을 옆으로 들어 올리는 사이드 래터럴 레이즈를 예로 들면, 덤벨을 들어 올릴 때 숨을 마시면 승모근이 같이 올라가게 돼요. 승모근 개입이 생겨서 어깨 근육을 효과적으로 자극할 수 없게 되죠. 덤벨을 들어 올릴 때, 즉 힘을 주는 순간 숨을 뱉어야 복압이 빠져나가면서 승모근이 내려가고 어깨 근육에 무게가 효과적으로 실리게 돼요.

반면 힘을 줄 때 숨을 참는 경우도 있어요. 평소 무거운 물건을 들어 올릴 때 배에 힘을 주면서 자연스럽게 숨을 참게 되는데 이 방법을 운동에 적용하면 정말 많은 도움을 받을 수 있어요. 실제로 힘을 주는 순간 숨을 참는 호흡법이 있는데, 이를 '발살바' 호흡법이라고 해요.

발살바 호흡법

발살바 호흡이란 코와 입을 막은 상태에서 배에 힘을 주면서 강하게 숨을 내쉬는 호흡법이에요. 웨이트 트레이닝을 무산소 운동이라고 하는 이유가 발살바 호흡으로 산소 없이 운동하기 때문이에요. 사이드 래터럴 레이즈를 예로 들면, 가벼운 중량을 들어 올릴 때 숨을 뱉어도 되지만, 8kg 이상의 고중량을 들어 올릴 때는 숨을 참는 발살바 호흡을 하면 좋아요.

발살바 호흡의 가장 큰 장점은 몸의 움직임을 줄일 수 있다는 거예요. 웨이트 트레이닝을 할 때 가장 중요한 것이 근육의 고립이에요. 고립이란, 목표 근육에 집중해서 최대한 자극을 주고 다른 근육이 개입되지 않도록 하는 거예요. 고립이 없으면 반동이 일어나 사용하지 않아도 되는 근육을 사용하게 되죠. 그러면 목표 부위에 긴장이 풀리면서 부상으로 이어지기 쉬워요. 반면 고중량을 들어 올릴 때 배에 힘을 주면서 숨을 참으면 몸의 반동을 줄일 수 있어요. 발살바 호흡만 잘해도 평소보다 더 무거운 무게를 들 수 있고 부상 위험도 줄어드는 거죠. 스쿼트를 할 때도 앉을 때 숨을 마시고 일어설 때 숨을 참으면 복압이 올라가면서 척추를 보호해 허리 부상을 줄일 수 있어요.

발살바 호흡은 남녀 모두에게 효과적이에요. 웨이트 트레이닝에서 발살바 호흡을 안 하는 경우는 거의 없어요. 단, 복근 운동을 할 때는 예외에요. 복근 운동을 할 때는 힘을 줄 때 숨을 참지 말고 뱉어야 근육 수축이 더 잘 되기 때문이죠.

발살바 호흡을 하지 말아야 하는 경우도 있어요. 선천적으로 산소 공급이 원활하지 않거나, 뇌졸중이나 고혈압 환자는 발살바 호흡을 하면 위험해요. 숨을 참으면 뇌에 산소 공급이 일시적으로 차단되고 혈압이 올라가기 때문이에요. 이 경우가 아니더라도 발살바 호흡을 한 다음에는 꼭 숨을 충분히 들이마셔야 운동 중 어지럽지 않아요. 절대로 머리가 핑 돌 때까지 발살바 호흡을 하면 안 된다는 점을 명심하세요.

림프 마사지를 해야 하는 이유

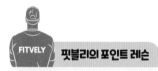

핏블리의 포인트 레슨

림프는 혈액과 마찬가지로 온몸에 분포해있어요. 몸에서 노폐물을 제거하는 기능을 하는데, 림프 순환이 안 되면 몸이 붓게 되므로 마사지로 풀어줘야 해요. 가장 좋은 방법은 평소에 어깨를 편 상태를 유지하는 거예요.

우리 몸에 실처럼 퍼져 있는 림프계는 몸의 면역을 담당하는 중요한 기관이에요. 혈액의 경우 심장이 규칙적으로 펌프질을 해주기 때문에 계속해서 온몸에 흐를 수 있는 반면, 림프관에 흐르는 림프는 펌프질을 해주는 기관이 없기 때문에 쉽게 고일 수 있어요. 림프에 문제가 생기면 몸이 붓고 면역력이 저하될 수 있죠.

특히 어깨는 림프가 많이 모여 있는 부위예요. 어깨가 말려 있거나, 부유방이 많이 잡히거나, 어깨에 뭉친 부위가 많으면 림프 순환이 안 돼 면역력이 떨어질 수 있어요. 림프 순환이 안 좋을 경우 가슴 옆 겨드랑이 위쪽을 손으로 누르면 통증이 느껴져요. 이 부분을 풀어주는 마사지 방법이 있어요.

❶ 누운 상태에서 엄지손가락을 가슴 옆 겨드랑이 위쪽에 대고 동그랗게 돌리면서 마사지해주세요. 테니스공이나 마사지볼이 있다면 엎드린 상태에서 부위에 대고 꾹 눌러도 도움이 돼요. 꾹 '누를 때 숨을 '후-' 뱉어주세요.

❷ 어깨가 바닥에 닿는 느낌으로 엄지손가락으로 눌러주세요. 이때 너무 세게 누르지 말고 약간 압박한다는 느낌으로 꾹 눌러주세요. 1분 이상 지속해야 효과가 있어요.

❸ 팔을 벌리고 반대쪽 손으로 주먹을 쥐어 겨드랑이 안쪽을 두드려주세요. 두드려 압박하는 것만으로도 림프 순환에 도움이 돼요. 항상 양쪽을 모두 마사지해야 효과가 있어요.

가장 좋은 방법은 평소에 어깨를 편 상태를 유지하는 거예요. 그래야 림프 순환이 되는데 이미 어깨가 말려 있다면 등 근육 운동을 하면서 림프 마사지를 병행해주세요.

[그림] 림프계

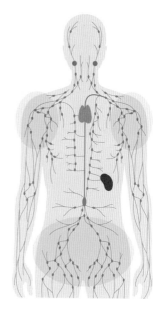

림프는 혈액과 마찬가지로 온몸에 분포해있어요. 몸에서 노폐물을 제거하는 기능을 하는데 림프 순환이 안 되면 몸이 붓죠. 그림에서 동그라미 부위는 림프관이 많이 모인 곳으로, 림프관이 막히면 노폐물이 쌓여요.

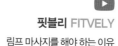

핏블리 FITVELY
림프 마사지를 해야 하는 이유

운동할 때 무릎이 아프고 소리가 나는 이유

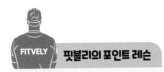

핏블리의 포인트 레슨

하체 근육이 약하거나 인대가 손상된 상태라면 걷기만 해도 관절에서 소리가 나고 통증을 느끼게 돼요. 운동 중에 무릎 관절에서 소리가 난다면 소리가 안 나는 가동범위 내에서만 운동하는 것이 좋아요.

운동을 하다 보면 무릎 관절에서 소리가 나는 경우가 있어요. 다리뼈는 대퇴골(넙다리뼈), 경골(정강뼈), 비골(종아리뼈)로 구성돼 있고 각 뼈가 만나는 끝부분에는 두 뼈의 마찰을 줄이기 위해 연골이 있어요. 운동할 때 무릎이 아프고 소리가 나는 이유는 연골과 관련이 있어요. 쉽게 설명하면 연골이 닳거나 없는 경우 뼈끼리 바로 부딪치면서 소리가 나고 통증을 느끼게 되는 거죠.

무릎 건강에 중요한 역할을 하는 연골은 언제 생기는 걸까요? 연골은 뼈보다 먼저 생성돼요. 뼈는 말캉말캉한 연골에서 시작되는데 연골에 미네랄(무기물)이 침착되면서 뼈로 변해요. 연골이 뼈로 변하면서 끝부분만 연골로 남게되는 거죠. 연골은 일생에 단 한 번만 생성돼요. 근육은 손상되고 회복하는 과정에서 근비대가 이뤄지지만 연골은 한 번 손상되면 회복하기 정말 힘들어요. 인대 역시 근육과 다르게 영양소를 공급받는 혈관이 없어서 한 번 손상되면 회복이 거의 불가능해요.

무릎 통증의 원인, 연골

[그림]을 보면 뼈와 뼈 사이에 연골이 있고 연골은 미끄러운 윤활액이 감싸고 있어요. 윤활액 덕분에 무릎 관절을 부드럽게 움직일 수 있는 거예요. 윤활액이 빠져나가지 않도록 윤활막이 윤활액을 감싸고 있어요. 윤활액은 산소, 질소, 이산화탄소 등 여러 성분으로 구성돼 있는 데 순간적으로 외부의 힘을 받으면 윤활액 성분이 빠져나가면서 소리가 나기도 해요. 또한 고중량으로 운동하거나 잘못된 자세로 운동하다가 윤활막이 찢어지면 윤활액이 새어 나와 마르면서 관절(뼈와 뼈가 연결되는 부위)이 부드럽게 움직이지 못하고 연골끼리 맞닿아 소리가 나고 통증이 생기죠.

무릎 주변 근육이 약할 경우 관절을 지탱하는 힘이 약해서 연골이 손상될 수 있어요. 무릎에는 체중을 지탱하는 여러 개의 인대가 있는데, 그중에서 십자인대

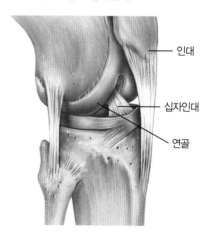

[그림] 무릎 구조

— 인대

— 십자인대

— 연골

무릎은 크게 뼈, 연골, 인대로 구성돼 있어요. 관절은 뼈와 뼈가 연결되는 부위를 말해요. 운동을 해야 하는 이유는 무릎 주변의 근육들이 강하게 지탱해줘야 관절이 약해지는 것을 막을 수 있기 때문이에요.

는 관절을 굽힐 때 뼈와 뼈가 만나 미끄러지고 틀어지는 것을 방지해요. 십자인대가 파열되면 몸의 안정성이 떨어져서 골반과 발목에 안 좋은 영향을 주죠. 십자인대 외에도 무릎에는 굉장히 많은 인대가 부착돼 있어요. 특히 무릎 앞쪽에 있는 슬개지지대(내측슬개지지대+외측슬개지지대)는 스쿼트를 잘못된 자세로 하거나 고중량을 들어 올릴 때 자주 손상되는 부위예요. 이처럼 하체 근육이 약하거나 인대가 손상된 상태라면 걷기만 해도 연골이 부딪히면서 소리가 나고 통증을 느끼게 되죠.

무릎에서 소리가 나는데 운동해도 괜찮을까

잘못된 자세로 운동하면 당연히 무릎 관절이 손상될 수밖에 없어요. 운동 때문이 아니더라도 밖굽이무릎이라 부르는 X자 다리와 안굽이무릎이라 부르는 O자 다리는 걷기만 해도 무릎 관절이 손상될 수 있어요. 거북목, 척추측만증, 골반 틀어짐 증상이 있을 경우도 마찬가지예요. 이 경우 교정 운동을 통해 문제를 해결할 수 있겠죠.

스쿼트, 벤치 프레스, 숄더 프레스 등 운동을 할 때 보통 첫 세트 시 관절에서 소리가 많이 나요. 그 이유는 워밍업을 하지 않은 상태에서 갑작스럽게 고중량을 들어 올려 뼈끼리 맞닿거나 압박에 의해 윤활액에서 소리가 나는 거예요.

무릎에서 소리가 나는데 무시하고 계속 운동해도 괜찮을까요? 그렇지 않아요. 운동을 지속할 경우 무릎 뼈 주변의 힘줄이 두꺼워져서 연골이 손상되고 염증과 통증을 유발할 수 있어요. 만약 운동 중에 무릎 관절에서 소리가 나면 소리가 안 나는 가동범위 내에서만 운동하는 것이 좋아요. 가장 좋은 방법은 운동하기 전에 맨몸으로 워밍업을 하는 거예요. 워밍업으로 근육을 충분히 펴주고 뼈와 뼈 사이가 유연해지면 운동 중 관절 각도가 급격히 벌어져도 부상 위험을 줄일 수 있어요.

무릎 관절이 이미 손상된 상태라면 하체 근육을 단련해서 근육이 인대 역할을 대체하도록 하는 방법이 있어요. 이 경우 스쿼트 같은 중력 운동을 하면 무릎 관절이 손상되기 쉬우므로 서서 무릎 뒤에 밴드를 걸고 무릎을 폈다 구부리는 터미널 니 익스텐션 같은 운동으로 무릎 주변 근육을 강화하는 것이 좋아요. 무릎이 안 좋다면 반드시 관절을 지탱하는 무릎 보호대를 착용하고 운동하세요.

효과적인
근성장
방법

 핏블리의 포인트 레슨

근성장에 중요한 것은 영양이에요. 운동과 영양을 함께 신경 써서 관리할 때 근성장 효과가 가장 좋아요. 우리 몸은 회복하기 가장 좋은 타이밍이 있는데, 그 타이밍에 어떤 영양소를 먹느냐에 따라 몸이 천차만별로 달라져요.

우리 몸의 세포는 손상되면 재생 과정을 거쳐요. 뼈가 부러지면 다시 붙는 과정에서 뼈가 더 굵어지는데 근육 생성 과정도 비슷해요. 근육도 세포로 이뤄져 있기 때문이죠. 근성장은 원하는 부위에 인위적으로 손상을 가하고 재생되는 과정을 활용하는 거예요. 근육에 손상을 가하면 근육세포를 회복하기 위해 각종 영양소와 수분이 붙고 층층이 쌓이면서 근비대가 일어나요. 근육이 새빨간 이유는 피가 흐르기 때문인데, 근육은 혈류를 통해 영양소를 공급받아 손상을 회복할 수 있어요. 반면 인대에는 피가 흐르지 않아 영양소를 공급받지 못하기 때문에 한 번 손상되면 회복할 수 없는 거예요. 근성장을 효과적으로 하려면 기억해야 할 세 가지가 있어요. 바로 가동범위, 영양, 휴식이에요.

근성장을 하려면 가동범위를 넓게 잡고 운동해야 해요. 예를 들어 스쿼트를 할 때 살짝만 앉았다 일어나면 허벅지 근육을 모두 쓰지 못해 아래쪽만 굵어져요. 예쁜 허벅지 라인을 만들기 위해 풀 스쿼트를 해야 하는 이유죠. 해부학적으로 근육이 어떻게 생겼고 어디에 위치하는지 안다면 운동을 더 효율적으로 할 수 있겠죠.

다음으로 근성장에 중요한 것이 영양이에요. 운동과 영양을 함께 신경 써서 관리할 때 근성장 효과가 가장 좋아요. 우리 몸은 회복하기 가장 좋은 타이밍이 있는데, 이 타이밍에 어떤 영양소를 먹느냐에 따라 몸의 회복력이 천차만별로 달라져요. 이때 중요한 영양소는 단백질이 아니라 탄수화물이에요. 우리 몸의 기본 에너지원은 탄수화물이기 때문이죠. 웨이트 트레이닝을 할 때도 가장 먼저 탄수화물을 에너지원으로 사용해요. 1시간~1시간 30분 정도 운동하면 글리코겐이 거의 고갈되므로 단백질이 아니라 탄수화물, 특히 복합 탄수화물을 보충해 줘야 해요. 탄수화물이 보충되지 않으면 우리 몸은 에너지를 단백질에서 가져올 수밖에 없겠죠.

그럼 단백질은 언제 먹어야 할까요? 단백질은 탄수화물과 함께 먹는 것이 좋아요. 이유는 단백질을 먹으면 인슐린이 적게 나오는데 탄수화물이 인슐린을 많이 분비하기 때문이에요. 인슐린은 단백질이 근육의 손상된 세포 안으로 흡수되도록 돕는 역할을 하는데, 만약 인슐린이 부족하면 단백질이 세포 안으로 들어가지 못해 근회복 속도도 느려지게 되죠.

마지막으로 근성장에 중요한 것이 휴식이에요. 많은 분들이 휴식을 간과하는데 정말 중요해요. 운동한 날은 밤 10시부터 새벽 2시 사이에 잠자리에 들어야 해요. 이 시간대에 멜라토닌이 분비돼 근회복에 도움을 주거든요. 운동한 날에 빨리 자면 잘수록 근회복이 빨라져요.

운동할 때 근손실을 줄이는 방법 : BCAA 효과

FITVELY 핏블리의 포인트 레슨

운동 중 BCAA를 보충하면 근단백질 분해를 줄여준다는 연구 결과가 있어요. 또한 BCAA는 운동 중 피로감을 줄여주는 역할을 해요. 제품마다 BCAA 함유량이 다르므로 운동 목적에 맞게 선택하세요.

운동할 때 가장 두려운 것이 근손실이죠. 그런데 분자사슬아미노산이라고 부르는 BCAA(Branched-Chain Amino Acid)만 액상으로 마셔도 근손실을 줄일 수 있어요. BCAA는 이름 그대로 분자 구조가 사슬 모양으로 결합된 아미노산인데 류신, 이소류신, 발린 등 필수 아미노산이 여기에 속해요. 운동 중 BCAA를 보충하면 근단백질 분해를 줄여준다는 이론은 이미 입증됐죠.

스쿼트와 데드리프트 같은 고강도 운동을 할 때 근육에서 BCAA를 에너지로 사용해요. 그러면 혈중 BCAA 농도가 감소하고 근단백질을 분해해 혈중 BCAA 농도를 높이게 되어 근손실이 발생해요. 하지만 운동 중에 BCAA를 보충하면 혈중BCAA 농도를 유지하기 위해 근단백질을 분해하는 과정을 막을 수 있어요.

또한 운동 중에 BCAA를 섭취하면 피로감을 줄일 수 있어요. 원하는 운동 강도를 유지할 수 없는 상태를 '피로'라고 정의하는데 피로의 원인 중 하나는 혈중 BCAA 농도의 감소예요. BCAA는 신경자극전달물질 합성에 좋은 영향을 주는 아미노산으로 피로 회복에 도움을 줘요. 그런데 운동을 해서 BCAA를 사용하면 농도가 감소해 피로해지는 거죠. 그러니 운동 중 BCAA를 액상으로 마시면 혈중 BCAA를 어느 정도 유지할 수 있고 피로감도 줄일 수 있는 거예요.

BCAA만 마셔도 근손실을 막고 피로감까지 줄일 수 있다니 안 먹을 이유가 없죠. 액상 BCAA는 제품마다 류신, 이소류신, 발린, 글루타민, 아르기닌 등의 필수 아미노산을 다른 비율로 함유하고 있기 때문에 운동 목적에 따라 선택하면 돼요. 웨이트 트레이닝을 하면 류신, 이소류신, 발린의 비율이 2:1:1인 제품을 추천해요.

가슴
운동의
핵심은?

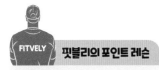

핏블리의 포인트 레슨

가슴 근육은 팔뼈(상완골)까지 생각보다 길게 이어져 있어요. 가슴 운동을 할 때 자신이 생각하는 것보다 가동범위를 길게 써서 근육을 충분히 이완하고 수축해야 운동 효과가 있어요.

일반적으로 가슴 운동을 할 때 단련하는 근육은 대흉근이에요. 대흉근은 가슴의 위쪽과 앞쪽을 광범위하게 덮고 있는 큰 부채꼴 모양의 근육으로 남성과 여성 모두 가지고 있어요. 가슴 근육은 몸에서 큰 근육에 해당해서 많은 에너지를 소모해요. 당연히 가슴 운동을 하면 다이어트에 좋고 말린 어깨를 개선하는데 도움이 되죠. 어깨가 앞으로 말리거나 굽으면 가슴 근육이 짧은 '단축' 상태가 돼요. 이 상태가 지속되면 근육이 긴장하고 손상되는데, 가슴 운동을 하면 근육을 이완하면서 손상된 근육을 회복할 수 있어요. 그러니 말린 어깨라면 어깨 운동과 가슴 운동을 반드시 병행해주세요.

가슴 근육은 [그림]처럼 팔뼈(상완골)까지 생각보다 길게 이어져 있어요. 가슴 운동을 할 때 가동범위를 길게 써야 근육을 충분히 이완하고 수축할 수 있는 거죠. 이때 중요한 점은 근육의 결대로 수축하는 거예요. [그림]을 보면 윗가슴은 사선으로 아래에서 위로 이어지고, 중간 가슴은 수평으로, 아랫가슴은 사선으로 위에서 아래로 이어져 있어요. 만약 윗가슴 운동을 한다면 팔꿈치를 굽혀 근육의 결대로 아래에서 위로, 약간 사선 방향으로 올리며 근육을 수축하는게 올바른 방법인 거죠.

[그림] 가슴 근육

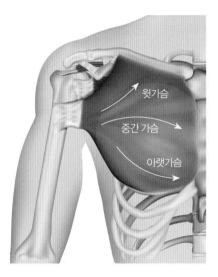

가슴의 위쪽과 앞쪽을 광범위하게 덮고 있는 큰 부채꼴 모양의 근육을 대흉근이라고 해요. 여성의 경우 대흉근의 중간 가슴과 아랫가슴 사이에 유방이라는 지방층이 있어요.

탄력 있는 가슴을 만드는 운동 루틴

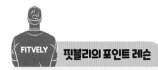

핏블리의 포인트 레슨

가슴 운동을 할 때 윗가슴 → 중간 가슴 순서로 운동해주
세요. 윗가슴 근육은 중간 가슴 근육보다 크기가 작아요.
더 큰 중간 가슴 운동부터 하면 윗가슴 근육의 자극점을
찾기가 힘들어요.

남성과 여성 가슴 근육의 다른 점은 여성의 경우 가슴 근육 앞에 수유를 위한 꽈
리, 젖샘판, 팽대부 등이 있어 이를 보호하기 위해 유방이라는 지방층이 있다는
점이에요. 흔히 가슴이 처진다고 말하는 부위가 유방을 말하는 거죠. 우리 몸은
중력의 영향을 받기 때문에 나이가 들면서 자연스레 가슴이 아래로 처지지만 가
슴 근육 운동을 하면 처진 가슴을 충분히 올릴 수 있어요.

　유방은 생각보다 아래쪽에 있어요(대흉근의 중간 가슴과 아랫가슴 사이에 위치
해요). 그래서 윗가슴 운동을 하면 윗가슴 근육이 커지면서 자연스레 처진 지방
층(유방)을 위로 잡아당기게 돼요. 유방 뒤쪽에 있는 중간 가슴은 똑같이 운동해

도 눈에 띄는 효과를 보기가 어려우므로 윗가슴 운동과 같이 해야 효과가 좋아요. 여성도 남성처럼 가슴 근육을 키울 수 있어요. 다만 호르몬 차이 때문에 근비대가 더딜 뿐이죠. 간혹 가슴 운동을 하면 가슴 지방이 빠진다고 걱정하는데 절대 그렇지 않아요. 가슴 운동은 여성에게 정말 여러 면에서 좋은 운동이에요. 가슴 운동을 운동 루틴에 꼭 포함해서 다이어트 효과도 보고 탄력 있는 가슴도 만들어보세요(가슴 운동 루틴은 뒷장에 이어서 소개해요).

1단계(윗가슴) **인클라인 벤치 프레스** 12회×4~6세트

❶ 본운동을 하기 전에 빈 봉으로 워밍업을 15회 할 거예요. 벤치에 누워서 어깨를 내리고 가슴을 내민 상태로 준비해주세요. 어깨가 올라가 있으면 가슴 근육이 아니라 어깨 근육을 쓰게 되니 주의하세요.

❷ 바벨은 두 손의 간격이 어깨너비보다 3cm 정도 넓게 잡아주세요. 두 손 간격이 좁으면 팔꿈치에 무게가 실려 아플 수 있어요. 바벨을 내렸을 때 쇄골보다 살짝 아래에 오도록 자리를 잡아요. 이때 손목이 꺾이지 않도록 주의하세요.

❸ 팔을 펴서 바벨을 들어 올리고 가슴에 거의 닿을 정도로 내리는 동작을 반복하는데, 이때 팔꿈치의 위치를 확인해주세요. 팔꿈치가 벌어진 상태로 바벨을 들면 가슴 근육이 아닌 어깨 근육을 사용하게 돼요. 가슴 근육을 제대로 쓰려면 팔꿈치를 아래로 내려야 해요.

❹ 바벨을 들어 올릴 때는 빠르게, 내릴 때는 천천히 동작을 반복해주세요. 워밍업을 한 다음에는 12회를 간신히 할 수 있는 무게로 시작해서 5kg(초보자 2.5kg) 무게를 늘리면서 해주세요.

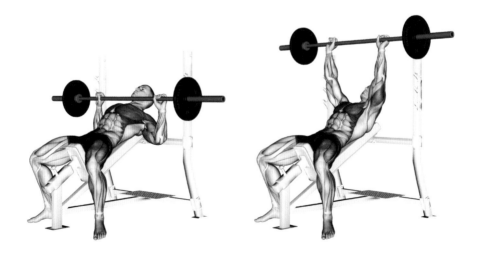

2단계(중간 가슴) **플랫 벤치 프레스** 12회×4~6세트

❶ 인클라인 벤치 프레스와 중량 설정은 동일해요. 벤치에 누워서 어깨를 내리고 가슴을 내민 상태로 준비해주세요. 바벨은 두 손의 간격이 어깨너비보다 3cm 정도 넓게 잡아주세요.

❷ 바벨을 들어 올리고 가슴에 거의 닿을 정도로 내리는 동작을 반복하는데, 이때 팔꿈치의 위치를 확인해주세요. 팔꿈치가 어깨와 일직선상에 있으면 가슴 근육이 아닌 어깨 근육을 사용하게 돼요. 팔꿈치가 어깨보다 살짝 아래에 오도록 내려주세요.

❸ 플랫 벤치 프레스를 할 때는 가슴 안쪽 근육까지 쓸 수 있어야 해요. 안쪽 근육까지 쓰려면 가슴 근육을 가운데로 모아 쥐어짠다는 느낌으로 바벨을 들어 올려 수축해주세요.

❹ 바벨을 들어 올릴 때는 빠르게, 내릴 때는 천천히 동작을 반복해주세요.

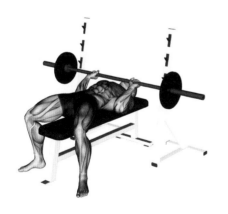
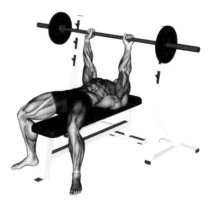

핏블리 FITVELY
여자 가슴 운동 루틴, 안하면 손해!

근육 안쪽까지 자극하는 가슴 운동

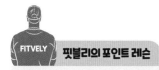

핏블리의 포인트 레슨

가슴의 위쪽과 앞쪽을 광범위하게 덮고 있는 대흉근은 팔 뼈까지 길게 이어져 있어요. 그만큼 운동 가동범위를 길게 늘여야 가슴 근육을 충분히 이완하고 수축할 수 있어요. 근육을 정확하게 사용해 꽉 찬 가슴을 만들어보세요.

가슴 모양이 마음에 안 들거나 가슴 안쪽이 비어 보여서 고민일 때가 있어요. 이 경우 체스트 프레스와 이완성 운동을 병행하면 꽉 찬 가슴을 만들 수 있어요.

가슴 운동을 할 때 근육을 정확하게 사용하는 방법을 알아야 해요. 가슴 근육은 어깨까지 길게 붙어 있어서 근육을 제대로 자극하려면 자신이 생각하는 것보다 가동범위를 늘려 충분히 수축하고 이완해야 해요. 가슴 안쪽이 비어있다면 가슴 안쪽 근육을 제대로 수축하지 못해서 그런 거예요. 만약 가슴 운동을 해도 근육통이 느껴지지 않는다면 가슴 근육을 사용하지 않고 어깨 근육을 사용했을 가능성이 커요. 3가지 가슴 운동으로 가슴 근육을 여러 방면으로 자극해보세요.

체스트 프레스 12회×5세트

❶ 체스트 프레스를 할 때 가장 많이 하는 실수가 어깨를 올린 상태에서 운동하는 거예요. 어깨가 올라간 상태로 운동하면 가슴 근육을 효과적으로 자극하지 못하고 어깨에 힘이 실려 어깨만 아프게 돼요. 어깨를 아래로 끌어내리고 견갑을 뒤로 접어 가슴을 활짝 열어주세요. 어깨와 척추가 굽어 가슴이 닫힌 상태로 그립을 밀면 가슴 근육을 제대로 사용할 수 없어요.

❷ 가슴 근육은 수평이 아니라 윗가슴과 아랫가슴이 사선으로 이어지므로 그립을 당길 때도 사선으로 밀고 당기는 느낌으로 해주세요. 그러면 가슴 근육 안쪽까지 자극할 수 있어요. 워밍업(1세트)을 15회한 다음에는 12회를 간신히 할 수 있는 무게로 시작해서 한 단계씩 증량해주세요.

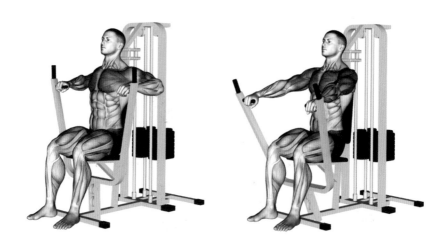

핏블리 FITVELY

가슴에 근육통이 안 온다면 필수시청

벤치 프레스 12회×5세트

① 벤치 프레스는 상체를 종합적으로 강화하는 운동이에요. 벤치에 누운 상태에서 어깨를 끌어내리고 견갑을 뒤로 접어 가슴을 열어주세요. 팔꿈치를 내린 상태에서 두 팔을 아래에서 위로, 사선으로 모아준다는 느낌으로 바벨도 들어 올려서 근육 안쪽까지 자극해주세요.

② 견갑을 뒤로 접으면 허리가 과도하게 신전되는 경우가 있는데 복근이 없으면 허리를 다칠 수 있어요. 이 경우 양발을 벤치 위에 올리면 허리가 벤치에 닿게 돼서 허리 부상을 방지할 수 있어요.

③ 그립은 어깨너비보다 살짝 넓게 잡아야 가동범위가 늘어나서 근육 안쪽까지 자극할 수 있어요. 상급자는 처음에 그립을 넓게 잡았다가 점점 좁혀 가면서 다양한 부위를 자극해도 좋아요. 단, 그립을 좁게 잡으면 팔꿈치에 무게가 실리니 주의해주세요. 바벨을 들어 올렸다가 내릴 때는 천천히, 명치보다 살짝 위에 오도록 내려주세요. 체스트 프레스와 중량 설정은 동일해요.

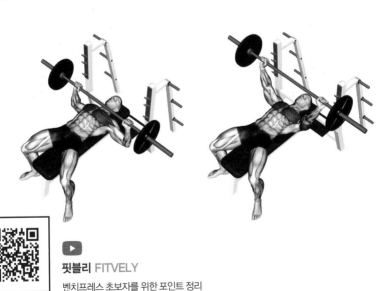

▶ **핏블리** FITVELY
벤치프레스 초보자를 위한 포인트 정리

체스트 플라이 12회×5세트

❶ 체스트 플라이는 가슴 안쪽 근육을 단련하는데 효과적인 운동이에요. 먼저 어깨를 아래로 끌어내리고 견갑을 뒤로 접어 가슴을 열어주세요. 핵심은 체스트 플라이를 하는 동안 가슴을 열어 확장한 상태를 유지하는 거예요.

❷ 통나무를 안듯이 네 번째 손가락을 아래에서 위로 모은다는 느낌으로 팔을 앞으로 모아주세요. 팔을 펼칠 때 가슴을 확장해야 가슴 안쪽 근육까지 효과적으로 수축할 수 있어요. 이때 반동을 사용하지 않고 근육 힘으로 끝까지 수축하고 이완해주세요. 체스트 프레스와 중량 설정은 동일해요.

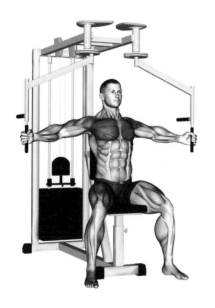
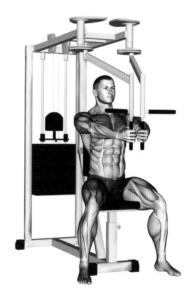

핏블리 FITVELY

안쪽 가슴을 채우는 체스트 플라이

직각 어깨를 만드는 운동

FITVELY 핏블리의 포인트 레슨

중량 숄더 프레스로 어깨 전면에 강한 자극을 주고, 래터럴 레이즈로 어깨 측면에 자극을 주는 순서로 운동해보세요. 슬림하고 탄탄한 어깨 라인을 만드실 수 있을 거예요.

어깨 운동으로 곧고 예쁜 일자 어깨를 만들면 얼굴이 작고 허리가 얇아 보이는 효과가 있어요. 어깨 운동을 할 때는 중량이 무거워 어깨에 강한 자극을 주는 숄더 프레스를 먼저 해주세요. 그다음 어깨 측면에 자극을 주는 래터럴 레이즈 순서로 하면 곧고 예쁜 어깨 근육을 만들 수 있어요.

어깨 운동을 처음 한다면 숄더 프레스와 래터럴 레이즈를 각각 해서 올바른 자세를 잡고 어깨 측면과 전면 근육의 자극을 제대로 느끼는 것이 좋아요. 이후 근육의 자극점을 알게 되면 숄더 프레스와 래터럴 레이즈 연속 동작 루틴을 따라해보세요.

어깨 전면·측면 **숄더 프레스** 15회×4~6세트

① 바벨은 팔꿈치 각도가 90도가 되도록 넓게 잡아주세요. 두 손의 간격을 너무 좁게 잡으면 바벨을 내릴 때 무게가 팔꿈치에 실리게 돼요.

② 바벨을 들어 올릴 때 팔을 최대한 높이 쭉 펴주세요. 어깨 근육은 생각보다 길지 않기 때문에 제대로 수축하는 것이 중요한데, 팔을 쭉 펴야 어깨 전체를 수축할 수 있어요. 내릴 때는 어깨높이까지만 내려주세요. 이때 너무 아래로 내리면 근육의 긴장이 풀리면서 다른 부위에 힘이 실리게 돼요.

③ 바벨을 일자로 곧게 들어 올렸다가 그대로 내려주세요. 바벨을 내릴 때 팔꿈치가 뒤로 빠지면 어깨가 앞으로 나오면서 승모근에 힘이 들어가게 돼요. 날개뼈 뒤쪽이 아프다면 팔꿈치가 뒤로 빠졌을 확률이 높아요.

④ 바벨을 들어 올릴 때는 빠르게, 내릴 때는 천천히 해야 어깨 근육을 제대로 자극할 수 있어요.

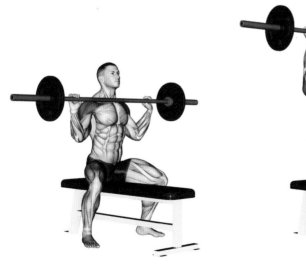
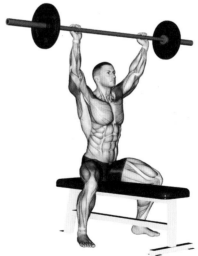

어깨 측면 **래터럴 레이즈** 15회×4~6세트

❶ 두 손에 덤벨을 잡고 들어주세요. 이때 팔을 쭉 펴면 승모근에 힘이 들어가게 돼요. 승모근의 개입을 줄이기 위해 팔꿈치를 살짝 구부리고 어깨높이까지만 들어 올리세요. 어깨 위로 들어 올리면 역시 승모근에 힘이 들어가요.

❷ 팔을 내릴 때도 45도 각도까지만 내려주세요. 숄더 프레스와 마찬가지로 너무 아래로 내리면 근육의 긴장이 풀리게 돼요.

❸ 팔을 올릴 때는 빠르게, 내릴 때는 천천히 동작을 반복해주세요.

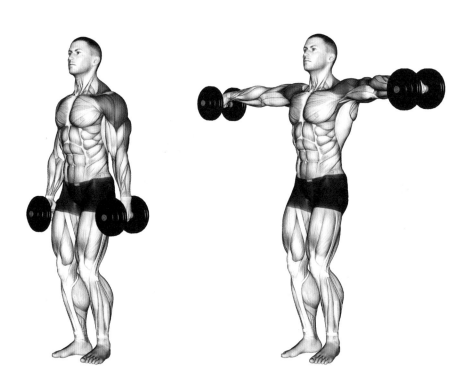

숄더 프레스·래터럴 레이즈 연속 동작 루틴 30회×4세트

숄더 프레스와 래터럴 레이즈를 연달아 하면 어깨에 강한 자극을 줄 수 있어요. 두 운동을 각각 할 때보다 고강도이므로, 어깨 근육이 더욱 단련되고 예쁜 어깨 라인을 만들 수 있어요. 숄더 프레스와 래터럴 레이즈 연속 동작 루틴은 총 4세트 구성이며, 세트 간 휴식 시간은 30~40초예요. 각각 15회씩 하기 힘들면 숄더 프레스와 래터럴 레이즈를 합해서 30회가 되도록 무게와 횟수를 조절해주세요.

1세트	5kg 덤벨로 숄더 프레스 15회 + 2kg 덤벨로 래터럴 레이즈 15회
2세트	5kg 덤벨로 숄더 프레스 15회 + 2kg 덤벨로 래터럴 레이즈 15회
3세트	5kg 덤벨로 숄더 프레스 15회 + 2kg 덤벨로 래터럴 레이즈 15회
4세트	3kg 덤벨로 숄더 프레스 15회 + 3kg 덤벨로 래터럴 레이즈 15회

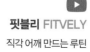

핏블리 FITVELY
직각 어깨 만드는 루틴

넓은 어깨를 만드는 운동 루틴

어깨 근육은 다른 근육에 비해 크기가 작아요. 그래서 어깨 근육 키우기가 힘들
지만 부위별로 나눠서 자극하면 동그랗고 넓은 어깨를 만들 수 있어요. 어깨 운
동 루틴은 메인 운동으로 프레스(두 가지 이상의 어깨 근육을 써서 무거운 중량을
들어 올림)를 하고 레이즈(적은 중량으로 높은 자극을 줌)를 나중에 하는 거예요.
이 루틴으로 운동하면 부위별로 입체적인 어깨 근육을 만들 수 있어요.

5가지 운동의 총 세트 수는 25세트가 넘지 않도록 해주세요(초보자는 20세
트). 세트 간 휴식 시간은 40~60초예요. 루틴을 마친 후 유산소 운동을 해서 웨
이트 트레이닝을 하는 동안 쌓인 젖산 피로 물질을 태워주세요.

1단계 덤벨 숄더 프레스 8~15회×5세트

덤벨 숄더 프레스는 어깨 전면과 측면을 자극하는 운동이에요. 덤벨을 이용하면 바벨보다 가동범위를 늘릴 수 있어 근육을 더욱 자극하기 좋아요. 첫 세트(1세트)는 15회를 할 수 있는 무게로 워밍업하고, 2세트부터는 무게를 10kg씩(초보자는 5kg씩) 올리면서 8~12회 해주세요. 10kg으로 운동을 하다가 버거우면 휴식 후 5kg 낮춘 무게로 다시 해보세요. 2세트에서 가장 높은 에너지로 운동할 수 있기 때문에 가능한 무거운 중량으로 에너지를 모두 소진하는 것이 중요해요. 반면 마지막 5세트는 덤벨을 간신히 들 수 있는 중량으로 해주세요.

❶ 덤벨 숄더 프레스에서 핵심은 덤벨을 들어 올리는 각도예요. 어깨가 말려 있는 상태에서 앞쪽 사선으로 들어 올리는 경우가 많은데, 이렇게 하면 무게가 어깨에 충분히 실리지 않아요. 어깨 근육을 효과적으로 자극하려면 등을 세우고 덤벨을 어깨 위 수직으로 들어 올려야 해요. 등을 벤치에 기대면 좀 더 안정적이고 정확한 자세로 운동할 수 있으며, 허리 부담을 줄일 수 있어요.

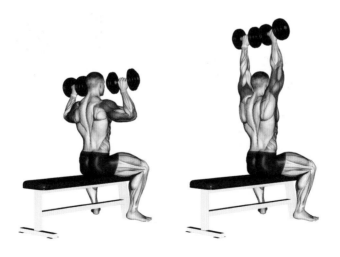

❷ 두 손을 중앙에 모은다는 느낌으로 덤벨을 들어 올리세요. 이때 팔꿈치를 쭉 펴는 것이 중요한 것이 아니라, 어깨 근육을 수축한다는 느낌을 받으면서 덤벨을 들어 올려야 해요. 팔을 내릴 때에는 팔꿈치를 어깨 아래로 떨어뜨리지 마세요.

2단계 머신 숄더 프레스 6~12회×4세트

덤벨로 숄더 프레스를 한 다음에는 안정적인 머신으로 어깨를 자극해볼게요. 이처럼 프리웨이트(덤벨 숄더 프레스)를 먼저 하고 머신 운동을 하면 어깨에 펌핑감을 더욱 줄 수 있어요.

첫 세트(1세트)는 12회 할 수 있는 무게를 선택하세요. 2세트부터 무게를 10kg씩 올리면서 8~10회를 하세요. 머신 운동은 프리웨이트보다 안정적이어서 무거운 중량으로 운동할 수 있어요. 마지막 4세트는 간신히 들어 올릴 수 있는 무게로 해야 하는데 초보자는 중량 선택이 어려울 거예요. 그러니 몇 kg으로 몇 세트를 했는지 꼭 기록해보세요. 운동 루틴을 짤 때 큰 도움이 될 거예요.

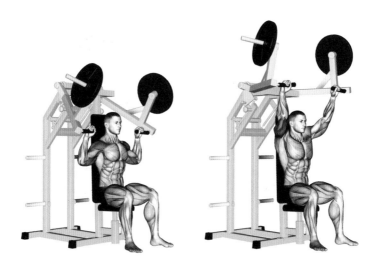

3단계 **사이드 래터럴 레이즈** 6~12회×4세트

덤벨을 사용해 어깨 측면 근육을 자극하는 운동이에요. 팔꿈치를 살짝 구부린 상태에서 등을 곧게 펴고 덤벨을 옆으로 들어 올려주세요. 이때 덤벨을 어깨 높이보다 높게 들어 올리면 승모근을 사용하게 되니 주의해주세요. 엄지 손가락을 살짝 아래로 내리면 승모근 개입 없이 어깨 측면에 자극을 줄 수 있어요. 초보자는 의자에 앉아서 운동하는 것을 추천해요. 앉아서 하면 다른 근육 개입 없이 어깨 측면에만 확실히 자극을 줄 수 있어요.

첫 세트(1세트)에는 12회를 할 수 있는 무게로 설정하고 2세트부터 8~10회를 할 수 있는 무게로 증량해서 진행해주세요. 무게를 무조건 증량하지 말고 어깨 측면이 자극되는지 느껴보세요. 느낌을 잘 모르겠다면 한 세트 끝나고 맨손으로 10회 해보면서 자극을 느껴보세요.

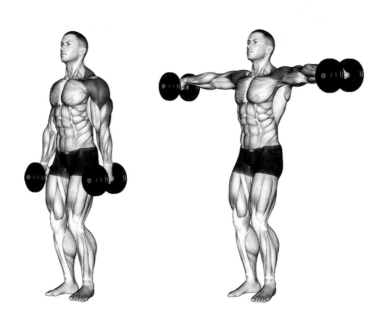

4단계 **플레이트 프론트 레이즈** 10~12회×4세트

어깨 앞쪽을 자극하는 운동이에요. 보통 덤벨로 많이 하는데 플레이트로 하면 어깨 근육 앞쪽에 더욱 집중할 수 있어요. 두 손으로 플레이트(덤벨)를 잡고 팔 꿈치를 살짝 구부리고 몸을 앞으로 약간 숙인 상태에서 들어 올리세요. 포인트 는 무게 중심을 발 앞쪽에 두고 어깨 앞쪽 근육만 써서(허리는 사용하지 말고) 플 레이트(덤벨)를 들어 올리는 거예요. 12회 할 수 있는 무게로 첫 세트(1세트)를 하고, 2세트부터는 8~10회를 할 수 있는 무게로 증량해서 진행하세요.

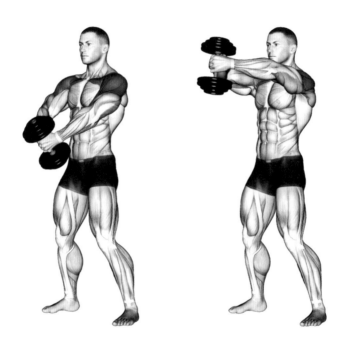

5단계 리버스 펙덱 플라이 10~12회×4세트

어깨 뒤쪽 근육을 자극하는 운동이에요. 어깨 뒤쪽 근육은 자극하기 어려워서 중상급자에게만 추천하고, 초보자의 경우 플레이트 프론트 레이즈까지만 해도 돼요. 첫 세트(1세트)는 12회 할 수 있는 무게로 하고, 2세트부터는 10회를 할 수 있는 무게로 증량해서 진행해주세요.

　리버스 펙덱 플라이를 할 때 가슴을 머신에 너무 붙이지 말고 엉덩이를 살짝 뒤로 빼서 앞으로 숙인 상태로 그립을 당겨주세요. 그립을 당길 때 팔꿈치가 내려가면 어깨 뒤쪽 근육 자극이 안 되므로 팔꿈치를 살짝 들어 올려주세요. 등을 편 상태로 팔을 넓게 펼치면서 그립을 당겨주세요.

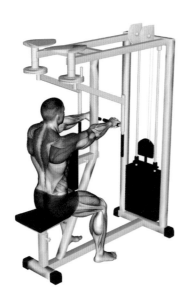
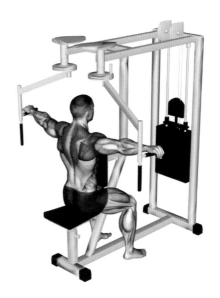

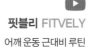
핏블리 FITVELY
어깨운동 근대비 루틴

131

숨막히는
뒤태를 만드는
등·허리 운동 루틴

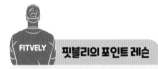

핏블리의 포인트 레슨

등·허리 운동 루틴의 메인 운동은 데드리프트예요. 데드
리프트는 전신 근육을 사용해 에너지 대사가 높아 다이어
트에 효과적이죠. 근육 증가가 목적으로 세트 수를 줄이
고 중량을 높였어요. 세트 간 휴식 시간은 45~55초예요.

데드리프트는 지렛대 원리를 이용해서 고중량을 드는 운동이에요. 다리 길이만
큼 지렛대가 길어진 원리로 강한 힘을 낼 수 있죠. 데드리프트의 장점은 운동 시
상체, 하체, 코어 전신 근육을 사용해서 높은 에너지 대사가 이루어진다는 거예
요. 데드리프트를 할 때 중량이 무거우면 근육이 비대해지진 않을까 걱정하는
데, 절대 그렇지 않아요. 곰처럼 넓은 등을 만들려면 굉장히 무거운 무게를 들어
야 해요. 또한 여성은 테스토스테론(남성 호르몬) 수치가 낮아 남성만큼 근육이
커지지 않아요.

1단계 워밍업 + 데드리프트 12~15회×5세트

❶ 본운동을 하기 전에 빈 봉으로 워밍업을 15회 할 거예요. 워밍업은 몸에 자극을 주는 목적으로 중요해요. 다리를 어깨너비로 벌리고, 그립도 어깨너비 정도로 잡아주세요.

❷ 어깨를 끌어내리고 광배근에 힘을 준 상태에서 무릎을 구부려 무게 중심을 발바닥 앞쪽에 두고 준비해주세요. 상체를 숙이고 일으킬 때 항상 광배근에 긴장감을 느끼는 것이 중요해요. 허리가 아치가 되지 않도록 주의해주세요. 상체를 일으키면 멈추지 말고 바로 내려가세요.

❸ 워밍업을 한 다음에는 12회를 간신히 할 수 있는 무게로 시작해서 5kg씩(초보자는 2.5kg씩) 무게를 늘리면서 4세트 해주세요.

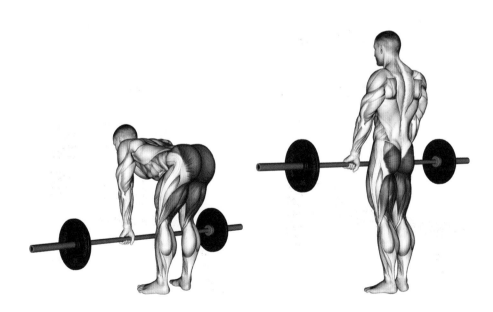

2단계 **랫풀다운** 12회×4세트

❶ 랫풀다운은 광배근을 강화하는 운동으로 허리가 잘록해 보이는 효과를 얻을 수 있어요. 바를 어깨너비보다 약간 넓게 잡고 엄지손가락으로 바를 확실하게 잡아주세요. 그립을 너무 넓게 잡으면 등 근육 수축이 안 돼요. 어깨를 내리고 등 근육을 수축한 상태(숄더패킹)에서 광배근에 힘을 주고 준비해주세요.

❷ 바를 잡아당길 때 허리가 뒤로 젖혀지지 않도록 배에 힘을 주세요. 바가 윗가슴에 오도록 잡아당겨야 안정적으로 등 근육을 수축할 수 있어요. 바가 윗가슴 아래에 오면 다른 부위에 힘이 실리게 돼요.

❸ 팔을 내릴 때 너무 아래로 내리지 말고 팔꿈치가 옆구리에 닿는다는 느낌으로 내리세요. 이때 팔꿈치가 뒤로 빠지지 않도록 주의해주세요. 12회를 간신히 할 수 있는 무게로 4세트 해주세요.

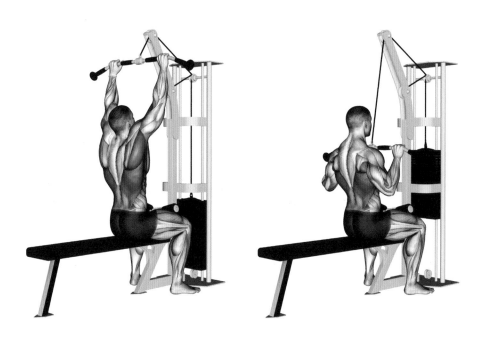

3단계 **머신로우** 12회×4세트

❶ 지금까지는 근육을 이완하는 운동을 했고 이제 수축성 운동을 할 차례예요. 무게중심을 뒤에 둔 상태에서 그립을 잡아주세요.

❷ 그립을 당길 때 팔꿈치를 아래로 내리고 날개뼈를 접는다는 느낌으로 등근육을 수축해주세요. 그립을 당길 때 어깨와 팔꿈치가 들리면 승모근을 사용하게 돼요. 12회를 간신히 할 수 있는 무게로 4세트 해주세요.

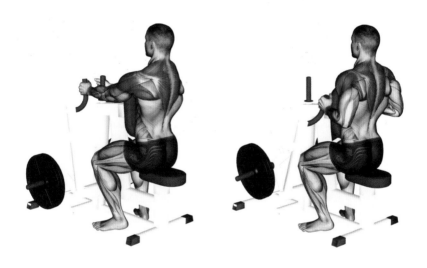

4단계 **백 익스텐션** 12회×4세트

❶ 엉덩이에 힘을 줘야 코어가 잡히고 몸이 흔들리지 않아 허리를 보호할 수 있어요. 상체를 과하게 들어 올리면 허리에 부담이 될 수 있어요. 그러니 상체를 내릴 때 아래로 깊숙이 내렸다가 올릴 때 적당히 들어 올리세요.

❷ 상체를 들어 올릴 때 기립근, 엉덩이, 햄스트링 부위에서 자극을 느껴야 해요.

올라올 때 숨을 뱉으며 빠르게, 내려갈 때 숨을 마시며 천천히 동작하세요.

❸ 1세트를 가볍게 했다면 2세트부터는 원판(중량)을 가슴에 안고 해보세요. 근육에 더욱 자극을 줄 수 있어요.

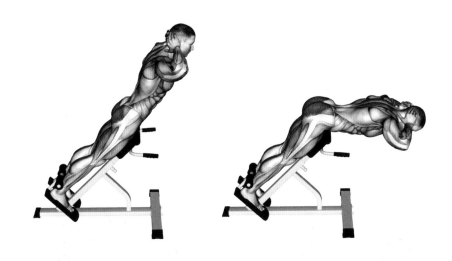

유산소 운동

루틴을 마친 후 유산소 운동을 해서 웨이트 트레이닝을 하는 동안 쌓인 젖산 피로 물질을 태워주세요. 마무리 유산소 운동은 평소에 10분 이상, 다이어트 중이라면 30분 이상 하는 것이 좋아요. 고강도 유산소 운동이 아닌 실내 자전거 같은 저강도 유산소 운동을 추천해요.

▶️ 핏블리 FITVELY
숨막히는 뒤태 만들기

성난 등 근육을 만드는 운동 루틴

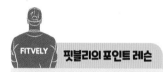

핏블리의 포인트 레슨

턱걸이를 못 해도 랫풀다운 머신으로 등 근육의 상부, 중부, 하부까지 자극할 수 있어요. 랫풀다운은 그립을 어떻게 잡느냐에 따라 자극하는 등 근육 부위가 달라지므로 다양한 부위를 단련하기 좋아요.

랫풀다운 머신만 사용해 성난 등 근육을 만드는 루틴이에요. 오버 그립, 뉴트럴 그립, 언더 그립으로 잡는 방법에 변화를 주어 여러 부위의 등 근육을 자극할 거예요. 랫풀다운을 할 때 포인트는 네 번째 손가락으로 그립을 당긴다는 느낌으로 하는 거예요. 그러면 원하는 등 근육을 효과적으로 자극할 수 있어요.

세트 당 휴식 시간은 45~55초예요. 하루는 그립을 위에서 아래로 잡아당기는 랫풀다운을 하고, 다음 날에는 그립을 앞에서 뒤로 당기는 바벨로우나 머신 로우를 하면 등 근육을 더욱 빨리 단련할 수 있을 거예요.

1단계(등 상부) **랫풀다운 오버 그립** 12~15회×4세트

처음에는 그립을 조금 넓게 잡고 세트를 더할수록 점점 좁혀서 잡아주세요. 그립을 넓게 잡으면 상부 광배근을, 좁게 잡으면 하부 광배근을 많이 자극하면서 가동범위를 길게 사용할 수 있어요.

❶ 어깨를 내리고 등 근육을 수축한 상태(숄더패킹)에서 광배근에 힘을 주고 준비해주세요. 바를 가슴 위쪽 쇄골 방향으로 당겨 수축해주세요. 바를 당길 때 팔꿈치가 옆구리에 닿는다는 느낌으로 내려주세요. 이때 팔꿈치가 뒤로 빠지지 않도록 주의해주세요.

❷ 바를 올려 이완할 때 무게를 놓아버리면 안 돼요. 이완할 때도 등을 확장한다는 느낌으로 긴장감을 유지해주세요.

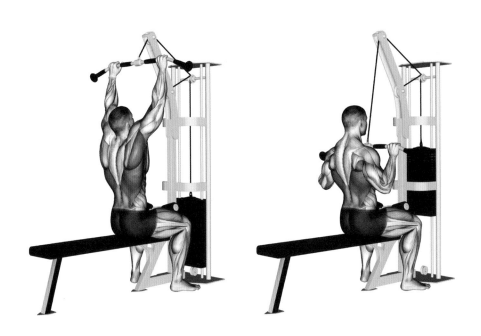

❸ 첫 세트는 15회를 할 수 있는 무게로 워밍업을 하고, 다음 세트부터는 12회 할 수 있는 무게로 3세트를 해주세요. 한 세트를 끝내고 휴식할 때 맨몸으로 등 근육을 계속 수축하면 다음 세트를 할 때 자극을 유지할 수 있어요.

2단계(등 중·하부) 랫풀다운 뉴트럴 그립 12회×3세트

오버 그립보다 그립을 좁게 잡아서 등 근육 안쪽 중부와 하부를 자극할 수 있어요. 뉴트럴 그립은 그립 자체가 좁아서 그립을 당길 때 근육을 더욱 길게 내려 수축할 수 있어요. 그립을 손가락 전체로 당기는 느낌보다 그립 아래쪽을 잡고 네 번째 손 가락으로 당기는 느낌으로 하면 등 근육을 더 많이 수축할 수 있어요. 12회 할 수 있는 무게로 3세트 해주세요.

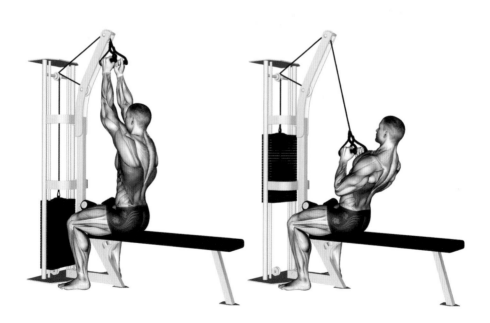

3단계(등 하부) 랫풀다운 언더 그립 12회×3세트

언더 그립은 바를 아래까지 깊숙이 당길 수 있어서 등 하부 근육을 자극할 수 있어요. 그립을 넓게 잡으면 수축이 안 되므로 그립을 좁게 잡고 수직으로 당겨주세요. 12회 할 수 있는 무게로 3세트 해주세요.

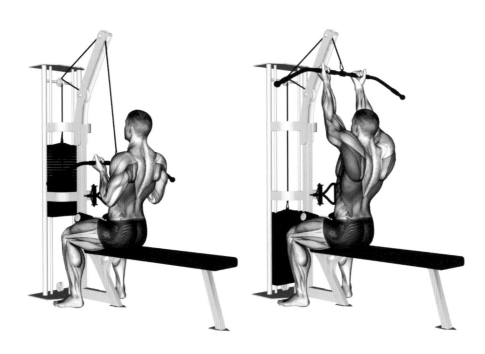

4단계 랫풀다운 원 암 20회×3세트

그립을 한 손만 잡고 잡아당겨서 랫풀다운 중 가동범위를 최대한 늘릴 수 있는 운동이에요. 근육을 깊숙이 수축할 수 있고 등 라인을 예쁘게 만들 수 있죠. 원 암은 20회를 할 수 있는 가벼운 무게로 해야 자극을 많이 느낄 수 있어요.

몸을 반쯤 바깥쪽으로 빼서 앉고 팔꿈치를 옆구리 쪽으로 당기면서 가동범위를 늘려주세요. 이 운동은 등 운동 정체기를 겪고 있거나 좀 더 자글자글한 등 근육을 만들고 싶을 때 효과적이에요. 두 손을 번갈아하는 것이 한 세트예요.

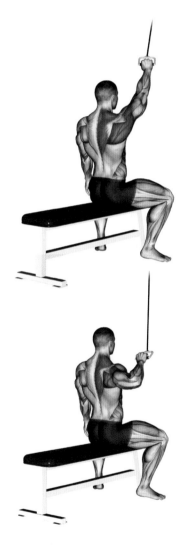

핏블리 FITVELY
랫풀다운 그립 등 운동 루틴

동그랗고
굵은 팔을
만드는 운동

핏블리의 포인트 레슨

우리가 흔히 알통으로 알고 있는 근육은 상완이두근이에요. 바벨컬은 상완이두근을 단련하는 대표적인 운동으로, 그립을 잡는 방법에 따라 근육 안쪽과 바깥쪽을 단련할 수 있어요.

[그림] 상완이두근

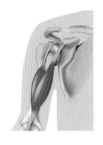

상완이두근은 내측두와 외측두, 두 부분으로 이뤄져 있어요.

바벨컬은 상완이두근을 단련하는 대표적인 운동이에요. 상완이두근은 안쪽(내측두)과 바깥쪽(외측두), 두 부분으로 이뤄져 있어요. 두 부분을 골고루 자극해야 동그랗고 큰 상완이두근을 만들 수 있어요. 바벨 그립을 어떻게 잡느냐에 따라 상완이두근의 안쪽과 바깥쪽을 자극하는 부위가 크게 달라져요. 와이드 그립, 스탠다드 그립, 클로즈 그립 세 가지를 번갈아가며 운동하는 것을 추천해요.

① 바벨 컬 와이드 그립

바벨을 어깨너비보다 넓게 잡는 와이드 그립은 상완이두근의 안쪽 근육 강화에 효과적이에요. 그립을 잡고 팔꿈치를 몸에 바짝 붙여 상체를 앞으로 살짝 숙여서 준비해주세요. 상체를 똑바로 세우면 승모근에 힘이 들어가요.

팔꿈치를 조금 앞으로 오게 한 다음 네 번째 손가락으로 바벨을 감싼다는 느낌으로 들어주세요. 이때 손목을 안쪽으로 살짝 감싼 상태로 바벨을 들어 올리고 내려주세요. 바벨을 내릴 때 손목을 펴면 다칠 수 있고 상완이두근의 긴장이 풀리게 돼요. 바벨을 올릴 때 빠르게, 내릴 때 천천히 동작해주세요.

② 바벨 컬 스탠다드·클로즈 그립

그립을 어깨너비로 잡는 스탠다드 그립은 상완이두근의 중간쪽 근육 강화에, 그립을 어깨너비보다 좁게 잡는 클로즈 그립은 상완이두근의 바깥쪽 근육을 강화하는데 효과적이에요.

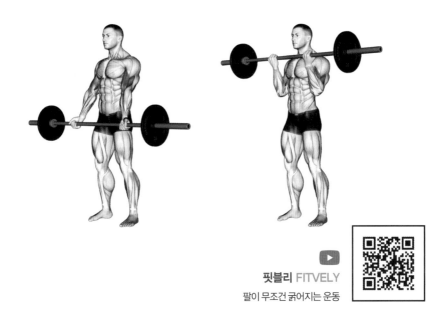

핏블리 FITVELY
팔이 무조건 굵어지는 운동

복근
운동을 하면
뱃살이 빠질까?

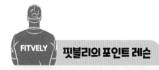

핏블리의 포인트 레슨

운동으로 복근이 생기면 뱃살을 눌러주지만, 이건 어느
정도 운동을 한 몸에만 해당하는 사항이에요. 뱃살을 빼
려면 복근 운동보다 큰 근육 운동과 유산소 운동이 더욱
효과적이에요.

복근 운동을 하면 뱃살이 빠진다고 생각하는데, 크런치나 레그 레이즈 같은 복근 운동을 해도 뱃살은 빠지지 않아요. 부위별 다이어트는 존재하지 않거든요. 뱃살을 빼려면 큰 근육 운동과 적당한 유산소 운동을 해야 해요. 그 다음 복근 운동을 해야 효과를 볼 수 있어요.

뱃살이 처지지 않으면서 빠른 시간 안에 빼려면 지방을 태우는 운동 루틴을 짜는 것이 중요해요. 운동을 하면 탄수화물을 가장 먼저 에너지원으로 사용하죠. 그러니 처음에 큰 근육 운동(스쿼트, 데드리프트, 체스트 프레스, 푸시업)을 30~40분해서 탄수화물을 고갈시키고, 유산소 운동을 40분 해서 지방을 태우는 것이 가장 효과적이에요. 특히 큰 근육 운동으로 스쿼트 같은 하체 운동을 하면 운동하는 반경이 넓어 그만큼 많은 에너지를 쓸 수 있어요.

운동과 식단 관리로 복부 지방을 빼고 나면 그 자리가 비어 살이 처지게 돼요. 살이 처지지 않도록 탄력을 주기 위해 이때 복근 운동을 하는 거죠. 윗몸일으키기는 허리에 부담을 줄 수 있으므로 크런치를 추천해요. 복근 운동은 복부의 탄력뿐만 아니라 코어를 단련하기 좋은 운동이에요. 코어가 튼튼한 상태에서 운동하는 것이 아주 중요하거든요.

상하 복근 운동
한 번에
끝내기

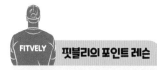

FITVELY 핏블리의 포인트 레슨

복근 운동은 다양한데, 가장 추천하는 운동은 행잉 레그 레이즈와 시티드 니업이에요. 상하 복근을 한 번에 단련할 수 있거든요. 이밖에 벤치 크런치, 레그 레이즈, 플랭크도 복근 강화에 효과적인 운동이에요.

복근을 만드는 대표적인 운동 5가지를 소개할게요. 행잉 레그 레이즈는 빠른 시간에 깊고 두꺼운 복근을 만들고 싶을 때 추천하는 운동이에요. 다리 무게를 들어 올리는 운동으로 복근에 충분히 강한 자극을 줄 수 있어요. 그만큼 근비대가 많이 일어난다는 의미죠.

시티드 니업은 벤치에 앉아서 하는 운동으로 허리 통증 없이 복근을 강화하기 좋은 운동이에요. 벤치에 앉아서 팔을 뒤에 받치고 다리를 들어 올리는 동작으로 상복부와 하복부를 모두 자극할 수 있어요. 이밖에 벤치 크런치, 레그 레이즈, 플랭크도 복근 강화에 효과적인 운동이에요.

행잉 레그 레이즈 20회×5세트

❶ 양팔을 어깨너비보다 조금 넓게 벌려 봉을 잡아주세요. 두 다리를 들어 올리는데 높이 들어 올릴수록 상복부까지 자극할 수 있어요. 행잉 레그 레이즈를 할 때 가장 중요한 점은 몸이 앞뒤로 흔들리지 말아야 한다는 거예요. 항상 상체를 고정한 상태에서 코어에 힘을 주고 다리를 들어 올렸다가 천천히 내려주세요. 다리를 내릴 때 빨리 내리면 몸이 흔들리게 돼요.

❷ 허리가 아프다면 다리를 빨리 내려서 코어에 힘을 못 주고 몸이 흔들리기 때문이에요. 다리를 천천히 내려도 몸이 흔들리면 다리를 바닥에 잠시 댔다가 올리는 식으로 연습해보세요. 키가 작으면 스텝 박스를 사용해도 좋아요.

❸ 무릎을 구부린 상태로 다리를 들었다 내리면 가동범위가 줄어서 좀 더 수월하게 할 수 있어요. 초보자라면 무릎을 구부리고 몸이 흔들리지 않는 것에 집중하면서 해보세요. 운동할 때 호흡이 정말 중요해요. 다리를 들어 올릴 때 숨을 뱉는 것만으로 근육을 강하게 수축할 수 있어요.

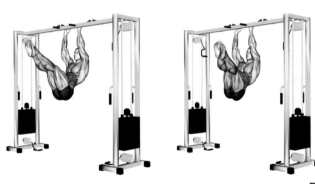

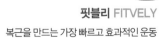

핏블리 FITVELY

복근을 만드는 가장 빠르고 효과적인 운동

시티드 니업 20회×5세트

❶ 시티드 니업은 허리 통증 없이 복근을 강화하기 좋은 운동이에요. 벤치에 앉아서 팔을 뒤로 짚고 다리를 들어 올리는 동작으로 상복부와 하복부 근육을 자극할 수 있어요. 동작할 때 허리를 곧게 펴면 허리 개입도가 높아져 허리가 아플 수 있어요. 상체를 앞으로 말아 복부를 수축한 상태에서 다리를 들어 올려야 허리 통증 없이 상복부와 하복부 근육을 모두 강화할 수 있어요.

❷ 무릎을 구부릴수록 동작이 수월한 반면, 무릎을 펼수록 복부에 강한 자극을 줄 수 있어요. 팔을 몸 가까이에 두면 가동범위가 줄어들어요. 상체가 살짝 뒤로 눕혀지는 정도로 팔을 뒤에 두면 가동범위가 길어져서 복근을 많이 쓸 수 있어요. 운동 강도를 높이고 싶다면 두 다리를 한쪽씩 번갈아 들어 올려보세요. 다리를 들어 올릴 때 숨을 뱉어서 복근을 수축해주세요.

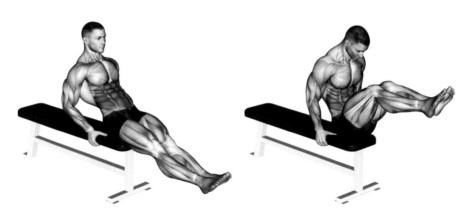

▶ 핏블리 FITVELY
상 · 하복근 한 번에 끝내기

벤치 크런치 20회×5세트

❶ 크런치를 할 때 목이 아프다면 복부에 힘을 주지 않기 때문이에요. 바닥에 편히 누워 두 발을 벤치 위에 올려놓으세요. 벤치를 활용하면 상복부와 중간 복부까지 골고루 자극할 수 있어요. 이 상태에서 상체를 무릎 쪽으로 45도 정도 들어 올려주세요. 이때 복근이 말려 있는지, 상복부와 중간 복부에 자극이 느껴지는지 확인해야 해요.

❷ 상체를 들 때 중간 복부에 힘을 준다고 생각하면서 일으켜야 자연스럽게 상복부도 자극할 수 있어요. 상체를 내릴 때 천천히 복부의 긴장감을 놓치지 않아야 이완성 수축을 할 수 있어요.

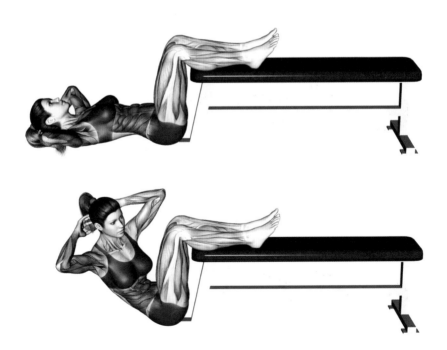

레그 레이즈 20회×5세트

❶ 레그 레이즈를 할 때 흔히 하는 실수는 다리를 위아래로 움직이는 것에만 집중하는 거예요. 이 경우 제대로 된 자극 없이 개수만 채우게 돼요. 근육을 정확하게 자극하려면 어떻게 해야 할까요? 바닥에 누웠을 때 등과 복부를 바닥으로 강하게 밀착하는 게 중요해요. 바닥에서 허리가 떨어지지 않도록 주의해주세요.

❷ 다리를 올려 무릎을 살짝 굽혀주세요. 무릎을 펼수록 부하가 강해지므로 자세가 익숙해지면 무릎을 조금씩 펴는 것이 좋아요. 다리를 올렸다가 내릴 때 허리가 바닥에서 뜨지 않는 정도까지 내려주세요. 이때 다리, 골반, 하복부에 힘이 들어가는지 느껴보세요. 다리를 내릴 때 천천히 버티면서 내려야 이완성 수축을 할 수 있어요.

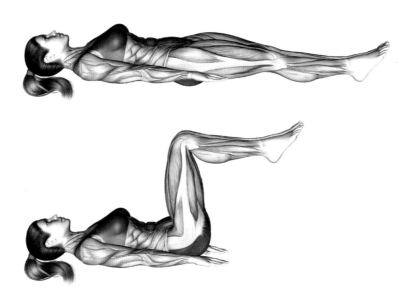

플랭크 20회×5세트

❶ 바닥에 엎드린 상태에서 어깨 바로 아래에 팔꿈치를 놓아주세요. 이때 양팔은 일자로 놓지 말고 삼각형 모양으로 놓아야 버티기 수월해요.

❷ 엉덩이가 허리보다 높으면 허리에 모든 중력이 실리게 돼요. 이러면 코어 운동이 아니라 허리 운동만 하게 되는 거죠. 골반을 앞으로 말면서 허리와 엉덩이를 평평한 상태로 유지해주세요. 복근과 코어 근육에 힘이 들어가는 것을 느낄 수 있을 거예요. 이때 목을 들면 허리가 올라가 아치형이 되니 주의해주세요.

❸ 플랭크는 크런치, 레그 레이즈와 달리 근육의 수축과 이완이 없는 등척성 운동이에요. 지구력 훈련에 큰 도움이 되죠. 복근, 즉 코어가 강할수록 몸의 중심을 단단히 잡을 수 있고 허리를 지탱할 수 있어요.

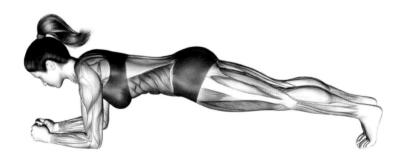

힙딥이
생기는
이유

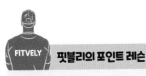

FITVELY 핏블리의 포인트 레슨

남성과 여성의 몸은 골반에서 가장 큰 차이가 나는데, 이러한 차이 때문에 여성에게 힙딥이 더욱 깊게 생겨요. 힙딥은 복합적인 원인으로 발생하지만 크게 '근육형'과 '지방형' 힙딥으로 나눌 수 있어요.

흔히 예쁜 엉덩이를 '애플힙'이라고 하죠. 사과처럼 동그랗고 봉긋한 엉덩이를 만들고 싶을 거예요. 그런데 현실은 골반과 허벅지 라인이 살짝 울퉁불퉁하거나 움푹 파인 모습인데, 이러한 형태를 '힙딥'이라고 해요.

힙딥에는 두 가지 유형이 있어요. '근육형'과 '지방형' 힙딥이에요. 근육형 힙딥은 운동을 많이 해도 생기고 적게 해도 생겨요. 반면 지방형 힙딥은 남성과 여성의 신체 차이 때문에 생기는 거예요. 먼저 운동으로 생기는 근육형 힙딥에 대해 알아볼게요.

근육형 힙딥

[그림1] 엉덩이 근육 구조

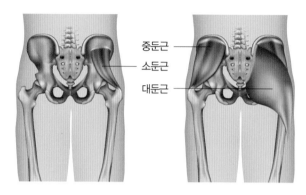

엉덩이 근육은 소둔근, 중둔근, 대둔근으로 이루어져 있어요. 근육
형 힙딥이 생기는 원인은 중둔근과 관련이 있어요.

[그림1]을 보면 소둔근은 엉덩이 근육 중 가장 안쪽에 있어요. 골반과 대퇴골을 단단히 붙잡아 직립보행을 할 때 많이 쓰이죠. 그 위에 중둔근이 있는데, 중둔근이 힙딥을 유발하는 가장 큰 원인이라고 할 수 있어요. 근육은 뼈에 붙어있기 때문에 골반 모양에 따라 근육이 붙어요. 중둔근이 붙어있는 부위의 뼈는 [그림1]처럼 움푹 파여 있어요. 그러니 근육이 붙는 모양도 파인 모양이겠죠. 힙딥이 생기는 건 자연스러운 현상이고, 운동 부족으로 중둔근이 약할수록 힙딥이 깊게 파이게 되는 거죠.

근육 운동을 열심히 하는데 힙딥이 있다면 대둔근 운동만 하고 중둔근 운동을 거의 하지 않기 때문이에요. 중둔근에 비해 면적이 큰 대둔근 운동만하면 대둔근만 더욱 커져서 오히려 힙딥이 두드러질 수 있어요. 그러니 대둔근을 강화하는 운동(스쿼트, 런지, 힙 브릿지) 위주로 했다면 중둔근을 강화하는 운동(사이드 레그 레이즈, 힙 어브덕션)도 병행해 주세요.

중둔근과 대둔근은 붙어있는 위치가 다르기 때문에 엉덩이 운동을 할 때 다리를 어느 방향으로 올리는지에 따라 자극이 달라져요. [그림1]처럼 대둔근은 엉덩이 뒤쪽 정면 가장 넓은 부위를 차지하므로 다리를 뒤로 들어 올리면 대둔근이 많이 자극돼요. 반면 중둔근은 엉덩이 위쪽 양옆에 있기 때문에 다리를 옆 사선 방향으로 들어 올리면 자극할 수 있어요. 중둔근은 대둔근에 비해 근육 크기가 작고 근비대(근섬유의 수가 증가하는 것이 아니라 근섬유마다 굵기가 굵어지는 것)를 이루기가 힘들지만 그만큼 중량과 고립에 더 신경 쓰면서 운동하면 힙딥 없는 예쁜 애플힙를 만들 수 있어요.

지방형 힙딥

지방형 힙딥은 남성보다 여성에게 많이 생기는데 그 이유는 남녀의 골반 모양이 다르기 때문이에요. 남성과 여성의 골반을 비교해보면 [그림2]처럼 남성 골반은 높이가 높고 아래쪽으로 갈수록 폭이 좁아져요. 반면 여성 골반은 남성에 비해 골반 높이가 낮고 자궁과 난소를 보관하기 위해 폭이 넓게 벌어져 있어요. [그림2]을 보면 여성 골반은 위쪽 나비 모양 부위와 아래쪽 대퇴골 사이가 움푹 파여 있어요. 근육은 뼈가 있어야 부착될 수 있는데 여성 골반처럼 뼈가 움푹 파여 있으면 근육이 붙는 모양도 안으로 파인 상태가 돼요. 그래서 힙딥이 생기는 거예요.

또한 여성은 남성과 달리 지방을 자궁과 난소 주변(아랫배와 옆구리, 허벅지 안쪽)에 축적하기 때문에 지방형 힙딥을 많이 갖게 돼요. 지방형 힙딥을 해결하려면 먼저 전체적으로 지방을 감량하는 것이 중요해요. 부위별 다이어트는 생리학적으로 불가능하기 때문에 적절한 유산소 운동, 근육 운동, 식이조절로 전체 체

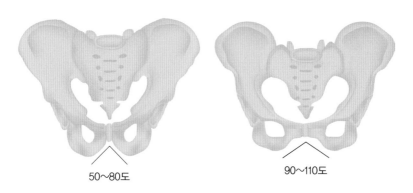

[그림2] 남성과 여성 골반

50~80도

90~110도

남성 골반은 높이가 높고 아래로 갈수록 폭이 좁아지는 반면, 여성 골반은 높이가 낮고
전체적으로 폭이 넓어요.

지방을 빼야 해요. 유산소 운동과 식이조절만 해도 지방은 뺄 수 있지만 지방이
빠진 자리가 비면서 살이 처질 수 있어요. 그러니 탄력 있는 엉덩이를 만들려면
스쿼트, 런지, 힙 쓰러스트 같은 근육 운동을 꼭 병행해야 하죠.

애플힙
만드는
힙업 운동 루틴

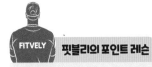

핏블리의 포인트 레슨

힙업 운동 루틴의 메인 운동은 힙 쓰러스트예요. 힙 쓰러스트로 먼저 엉덩이에 피로감을 주면 이후 운동에서 엉덩이에 높은 집중도를 발휘할 수 있어요. 본 루틴의 세트 간 휴식 시간은 45~55초예요.

엉덩이 근육을 단련해서 애플힙을 만드는 운동 루틴으로, 가장 먼저 힙 쓰러스트를 해서 엉덩이에 피로감을 줄 거예요. 운동 용어로 '선피로' 트레이닝이라고 해요. 선피로 트레이닝은 목표 근육을 먼저 자극해서 피로(근육 활성화)를 준 다음 복합 운동을 진행하는 방법이에요. 장점은 목표 근육의 혈류량을 증가시켜 집중적으로 강화할 수 있다는 거예요.

루틴을 마친 후 유산소 운동을 해서 웨이트 트레이닝을 하는 동안 쌓인 젖산 피로 물질을 태워주세요. 마무리 유산소 운동은 평소에 10분 이상, 다이어트 중이라면 30분 이상 하는 것이 좋아요.

1단계 **힙 쓰러스트** 12~15회×5세트

❶ 양발을 어깨너비보다 넓게 벌리고 무릎 각도는 90도보다 약간 넓게 한 상태로 준비해주세요. 벤치에 몸을 고정할 때 잘못 기대면 목과 승모근에 통증이 생길 수 있어요. 가장 좋은 위치는 벤치에 날개뼈를 안정적으로 고정시키는 거예요.

❷ 첫 세트(1세트)는 중량 없이 빈 봉으로 15회 해주세요. 내려갈 때는 고관절을 접어 깊게 내려가고 올라올 때는 골반을 높이 올려서 엉덩이를 수축해주세요. 내려갈 때 고관절을 깊게 내려가면 가동범위가 늘어나서 엉덩이에 더욱 자극을 줄 수 있어요.

❸ 1세트는 빈 봉으로 엉덩이 근육을 자극했다면 2세트부터는 중량(12회를 할 수 있는 무게로)을 추가해주세요.

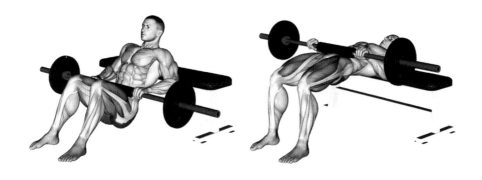

핏블리 FITVELY
힙 쓰러스트 자세 완벽 정리

157

2단계 **스플릿 스쿼트** 12~15회×4세트

❶ 맨몸 스플릿 스쿼트가 아니라 중량을 높여서 하는 웨이트 스플릿 스쿼트를 할 거예요. 앞다리 무릎을 굽혔을 때 무릎 바로 아래에 발목이 오도록 위치를 잡아주세요. 무게 중심은 앞다리에 실어야 엉덩이 근육을 자극할 수 있어요.

❷ 무릎을 굽혀 내려갈 때 골반이 기울어지지 않게 주의하고 척추도 곧게 펴주세요(상체는 앞으로 약간 기울어지는 상태). 무릎을 굽히고 일어나는 연속 동작에서 무릎과 상체를 한자리에 고정한 상태로 위아래로 움직여주세요. 무릎과 상체가 앞뒤로 움직이면 뒷다리에 무게 중심을 실었을 확률이 높아요.

❸ 스플릿 스쿼트로 엉덩이 근육을 자극하려면 고관절을 사용해야 해요. 고관절을 사용하지 않으면 허벅지 근육만 자극하게 돼요. 무릎을 굽혀 내려갈 때 고관절을 말아서 접는 느낌으로 골반을 뒤로 밀어주세요. 이렇게 하면 무릎이 절대 발끝보다 앞으로 나가지 않아요.

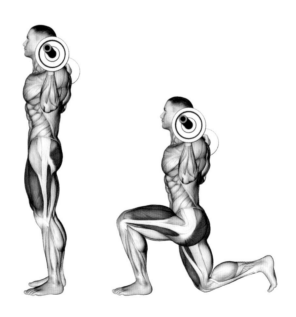

3단계 **원 레그 데드리프트** 12회×4세트

지금까지는 근육을 수축하는 운동을 했고 이제 이완성 운동을 할 차례예요. 엉덩이 운동은 수축성 운동(힙 브릿지, 힙 쓰러스트, 스쿼트)과 이완성 운동(데드리프트, 원 레그 데드리프트, 백 익스텐션)이 있어요. 수축성 운동은 엉덩이 사이즈를 키우는 효과가 있고, 이완성 운동은 엉덩이와 허벅지(햄스트링) 부위를 구분하여 힙업 효과가 있어요.

❶ 기존 데드리프트는 무게 중심을 앞에 실었다면, 원 레그 데드리프트는 무게 중심을 발뒤꿈치에 실어서 엉덩이와 햄스트링을 자극해주세요.

❷ 한쪽 다리로 몸을 지탱한 상태에서 상체를 숙일 때 반대쪽 다리를 뒤로 들어주세요. 이때 상체와 허리가 틀어지지 않도록 고정해주세요. 다리를 뒤로 들어 올릴 때 고관절을 뒤로 잡아당기며 골반을 위로 말아 올리는 느낌으로 하면 가동범위를 넓힐 수 있어요.

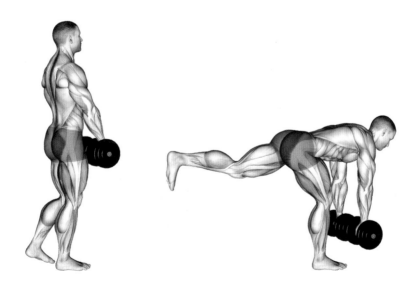

❸ 다리를 높게 올리면 골반이 한쪽으로 틀어지고 허리에 통증이 생겨요. 다리를 높게 올리려 하지 말고 상체를 깊숙이 내려주세요. 엉덩이에 정확한 자극을 느낀 후 중량을 올리세요. 두 다리를 번갈아 하는 것이 1세트예요.

핏블리 FITVELY
처진 엉덩이가 고민이라면? 원 레그 데드리프트

4단계 백 익스텐션 15회×4세트

❶ 패드 높이는 골반보다 약간 아래에 오도록 고정해주세요. 상체를 숙였을 때 패드를 완전히 덮는 느낌으로 최대한 깊숙이 내려야 엉덩이가 충분히 이완돼요.

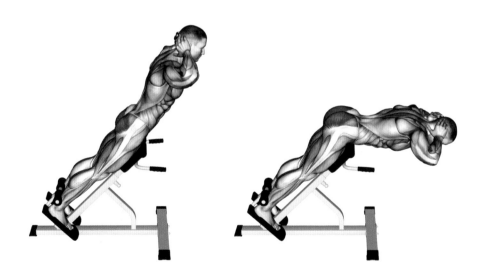

❷ 상체를 들 때 허리와 어깨가 말린 상태를 유지하세요. 허리를 꼿꼿하게 편 상태로 상체를 들면 엉덩이 수축과 이완이 떨어지고 허리에 무리가 가게 돼요. 포인트는 상체를 들 때 햄스트링을 수축하고, 상체를 내릴 때 최대한 깊숙이 숙여서 햄스트링을 이완하는 거예요.

❸ 다리가 부들부들 떨리는 것이 느껴질 텐데, 이때 발뒤꿈치가 발판에서 떨어지지 않도록 주의해주세요.

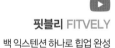
핏블리 FITVELY
백 익스텐션 하나로 힙업 완성

핏블리 FITVELY
애플힙 운동 루틴

운동으로
골반을
넓힐 수 있을까?

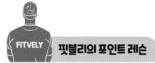

핏블리의 포인트 레슨

골반 옆쪽에 붙어 있는 근육인 중둔근을 단련하면 허벅지 라인부터 자연스럽게 골반이 넓어 보이는 효과를 얻을 수 있어요. 중둔근 단련에는 밴드를 활용한 스쿼트와 힙 어브덕션을 추천해요.

운동을 많이 해서 골반을 넓히는 건 불가능해요. 뼈는 최대 25세까지 성장하고 그 이후에는 자라지 않아요. 골반뼈 역시 마찬가지예요. 골반 넓이는 유전자에 의해 한번 정해지면 바꿀 수 없어요. 그러나 운동으로 근육을 단련하면 골반이 넓어 보이게 만들 수는 있어요.

골반에는 수많은 근육이 붙어있는데 그중에서 중둔근을 강화하면 돼요. 중둔근은 다리를 옆으로 들어 올릴 때 주로 사용하는 근육이에요. 운동으로 이 근육을 강화하면 골반이 넓어 보이면서 허리가 잘록해 보이는 효과를 얻을 수 있죠.

중둔근은 대둔근에 비해 작아서 근비대 속도가 느린 편이에요. 하체 운동을

[그림] 중둔근

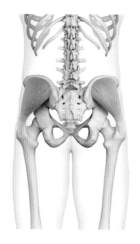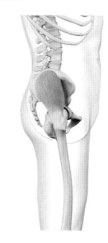

골반 옆에 붙어 있는 근육이에요. 중둔근이 약하면 골반 주변
이 울퉁불퉁하거나 푹 파여 보여요.

할 때 가동범위가 짧으면 중둔근을 자극하지 못하는데, 이 경우 허벅지만 굵어지게 되죠. 그러면 상대적으로 다리가 짧고 허리가 길어 보일 수 있어요. 지금까지 가동범위를 짧게 운동해서 허벅지만 굵고 중둔근을 단련하지 못한 상태라면 하체 운동을 하기 전에 힙 어브덕션 동작으로 중둔근을 먼저 자극해주는 것이 좋아요.

이밖에 일반 스쿼트보다 와이드 스쿼트를 하면 깊숙이 앉으면서 자극할 수 있어요. 혹은 스쿼트를 할 때 다리 위치를 넓게 벌려 밴드를 착용하고 하면 중둔근 자극에 큰 도움이 돼요.

예쁜 허벅지 라인을 만드는 중량 스쿼트

FITVELY 핏블리의 포인트 레슨

중량 스쿼트는 엉덩이와 허벅지 비율을 맞추면서 예쁜 라인을 만드는데 효과적이에요. 스쿼트를 할 때 고관절을 뒤로 당긴다는 느낌으로 깊숙이 앉아야 엉덩이 근육을 많이 쓸 수 있어요.

무거운 중량으로 스쿼트 같은 하체 운동을 하면 허벅지 근육만 발달해 굵어질까 봐 걱정하는 분들이 있어요. 자신에게 적당한 중량으로 하체 운동을 하면 오히려 탄력 있고 예쁜 허벅지 라인을 만들 수 있어요. 매번 맨몸 스쿼트만 하지 말고, 가끔씩 중량 스쿼트를 해야 전체적으로 근성장과 근비대가 일어나요.

프리웨이트를 이용한 중량 스쿼트 루틴은 워밍업을 시작으로 5kg씩(초보자는 2.5kg) 증량하면서 4세트(총 5세트) 하는 거예요. 스쿼트를 할 때 배에 계속 힘을 줘야 해요. 배에 힘을 주지 않아 허리가 약간이라도 말리면 무릎과 허리가 다칠 수 있으니 주의하세요. 각 세트 간 휴식 시간은 30~40초예요. 1세트가 끝나고 쉴 때 숨이 차면 호흡을 빨리 해보세요. 산소 공급을 많이 할수록 신진대사가 활발해지므로 호흡을 의식적으로 많이 하면 다음 운동을 하는 데 도움이 돼요.

1세트 (워밍업)	15회	운동을 계속 해온 사람은 빈 봉으로, 초보자는 맨몸으로 하세요. 워밍업을 하는 이유는 몸에 열을 내고 허벅지에 혈액을 모아 펌핑감을 줘서 부상 위험을 낮추기 위해서예요. 두 발을 어깨너비보다 넓게 벌리고 시작하세요. 앉을 때 고관절을 뒤로 당긴다는 느낌으로 깊게 앉아야 엉덩이 근육을 많이 쓸 수 있어요. 그리고 배와 기립근에 힘을 줘서 몸을 세워야 해요.
2세트	12회	12회를 간신히 할 수 있는 무게.
3세트	10회	5kg(초보자는 2.5kg) 증량.
4세트	6~8회	5kg(초보자는 2.5kg) 증량.
5세트	3~4회	5kg(초보자는 2.5kg) 증량. 고중량을 들 때 웨이트 벨트를 착용하면 안전하게 운동할 수 있어요. 운동하다가 순간적으로 배에 힘이 풀리면 허리를 다칠 수 있거든요. 웨이트 벨트가 없다면 앞에 보조 안전 바를 놓고 운동해주세요.

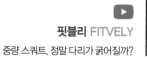

핏블리 FITVELY
중량 스쿼트, 정말 다리가 굵어질까?

여성에게
하체 비만이
더 많은 이유는?

 핏블리의 포인트 레슨

여성의 하체에는 상체보다 지방을 축적하는 '알파 수용체'가 훨씬 많아요. 알파 수용체는 지방 분해를 억제해 하체에 지방이 쌓이게 하죠. 그래서 하체 살이 쉽게 찌고 빼기는 어려운 거예요.

남성보다 여성에게 하체 비만이 많은 이유는 지방 세포와 호르몬의 영향 때문이에요. 먼저 지방 세포와 관계를 알아볼게요. 지방 세포의 표면에는 지방 출입을 관장하는 알파 수용체와 베타 수용체가 붙어 있어요. 알파 수용체는 지방 분해를 억제해 지방이 지방세포에 쌓이도록 하는 반면, 베타 수용체는 지방 분해를 도와 지방을 지방세포 밖으로 방출해 에너지원으로 사용하게 해요. 알파 수용체가 작용하면 살이 찌고, 베타 수용체가 작용하면 살이 빠지는 거죠. 알파와 베타 수용체 분포는 부위별로 다른데, 여성의 하체에는 상체보다 지방을 축적하는 알파 수용체가 훨씬 많아요. 그래서 하체에 살이 쉽게 찌고 빼기는 어려운 거예요.

여성의 하체 비만은 여성 호르몬인 프로게스테론과 에스트로겐도 관련이 있어요. 사춘기 이후 여성은 엉덩이와 허벅지에 피하지방이 증가해요. 여성의 난소에서 분비돼는 프로게스테론이 하체 지방 분해를 억제해 사춘기가 되면 엉덩이가 발달하게 되는 거예요. 에스트로겐의 영향도 있어요. 에스트로겐은 임신과 출산을 대비해 엉덩이, 허벅지, 아랫배 부위에 여분의 지방을 축적해요. 이후 나이가 들어 중년이 되면 프로게스테론과 에스트로겐 분비가 줄어들면 하체보다 남성형 비만인 복부 비만이 증가하게 되는 거죠.

하체 비만
탈출하는
운동 루틴

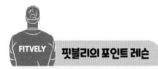

핏블리의 포인트 레슨

하체 운동 루틴의 메인 운동은 스쿼트와 레그프레스예
요. 체중 감량이 목적이므로 가벼운 중량으로 하되, 횟수
를 늘려주세요. 첫 번째 운동에서 가장 많은 에너지를 쓸
수 있으니 세트 수를 많이 설정해주세요.

하체에 지방이나 근육이 많아서 다리가 두꺼운 경우 효과적인 하체 운동 루틴을
소개할게요. 본 루틴은 반복 운동으로 지방 감량에 효과적이에요. 루틴의 메인
운동은 스쿼트와 레그프레스를 번갈아 할 건데, 하루는 스쿼트를 먼저 하고 다
음 날에는 레그프레스를 먼저 하는 식이에요. 세트 간 휴식 시간은 30~40초예
요. 4가지 운동을 20회씩 총 25세트 하는 것이 좋아요.

　루틴을 마친 후 유산소 운동을 해서 웨이트 트레이닝을 하는 동안 쌓인 젖산
피로 물질을 태워주세요. 마무리 유산소 운동은 평소에 10분 정도, 다이어트 중
이라면 30분 정도 하는 것이 적당해요.

1·2단계 **중량 스쿼트** 20회×5~7세트

❶ 근육 증가가 아닌 체중 감량이 목적이기 때문에 가벼운 중량으로 횟수를 늘려 스쿼트를 할 거예요. 첫 번째 운동에서 가장 많은 에너지를 쓸 수 있으니 가장 많은 세트를 해주세요(레그프레스를 먼저 할 때도 동일해요). 다리는 어깨너비보다 넓게 벌리고 서주세요.

❷ 초보자는 중량 없이 빈 봉으로 하고, 중량이 가능하면 양쪽에 1.25~5kg 무게를 실어주세요. 중량이 무겁지 않아도 충분히 칼로리를 태울 수 있으니 처음부터 욕심내지 마세요. 핵심은 일어섰을 때 멈추지 말고 바로 앉는 거예요.

❸ 스쿼트를 하면 혈액이 하체로 내려가고 머리로 올라가는 산소가 줄어서 두통과 어지러움을 느낄 수 있어요. 세트 간 휴식 시간에 다리를 가볍게 털어 하체에 몰린 혈액을 순환시켜주세요.

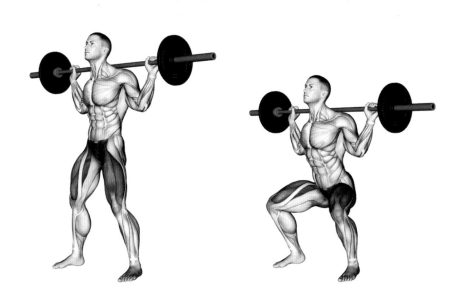

1·2단계 레그 프레스 20회×3~5세트

❶ 1세트는 20회를 할 수 있는 무게를 선택해주세요. 발을 완전히 일자로 놓지 말고 살짝 사선으로 벌리는 것이 좋아요.

❷ 다리를 뻗을 때는 뒤꿈치 힘으로 빠르게 밀고, 다리를 구부릴 때는 천천히 구부리세요. 다리의 가동범위를 최대한 활용해주세요.

❸ 다리를 뻗을 때 숨을 뱉고, 구부릴 때 숨을 마셔주세요. 지방을 연소하려면 산소가 필요하므로 운동할 때 숨을 참지 말고 꼭 호흡해주세요. 20회를 모두 하고 힘이 남는다면 중량을 조금 올려주세요.

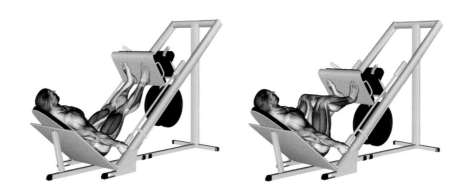

❶ 스쿼트와 레그 프레스로 하체 전체 지방을 연소했다면 레그 익스텐션으로 허벅지 앞쪽 근육을 자극할 거예요. 20회를 할 수 있는 무게로 설정해주세요.

❷ 패드가 발목에 오도록 앉고 골반을 아래로 눌러주세요. 이때 발끝을 너무 세워서 패드를 감싸면 무릎 위쪽에 자극이 갈 수 있어요. 허벅지 전체에 자극을 주려면 발끝을 살짝 펴세요. 무릎 위쪽에 자극이 가면 말벅지가 될 수 있어요.

❸ 다리를 올릴 때 골반부터 무릎까지 허벅지 전체에 힘을 주며 강한 자극을 느껴보세요. 다리를 올릴 때는 숨을 뱉으면서 빠르게, 내릴 때에는 숨을 마시면서 천천히 내리세요.

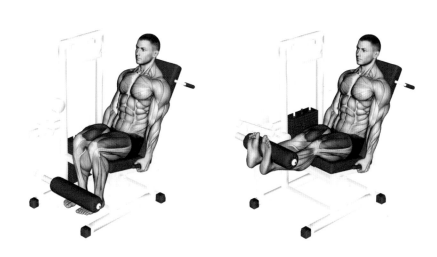

❶ 레그 컬로 허벅지 뒤쪽 햄스트링을 자극할 차례예요. 20회를 할 수 있는 무게로 설정하고 패드가 정확히 발목에 오도록 엎드려 누우세요.

❷ 무릎을 구부릴 때 발뒤꿈치로 패드를 당겨서 올린다는 느낌으로 해주세요. 숨을 뱉으면서 빠르게 올려주세요.

❸ 무릎을 펼 때 숨을 마시면서 천천히 햄스트링을 늘려주세요. 무릎을 완전히 펴면 허벅지 아래쪽과 종아리에 불필요한 힘이 실리니 무릎을 완전히 펴서 내리지 않아도 돼요. 배가 패드에서 떨어지지 않도록 복부에 힘을 주세요.

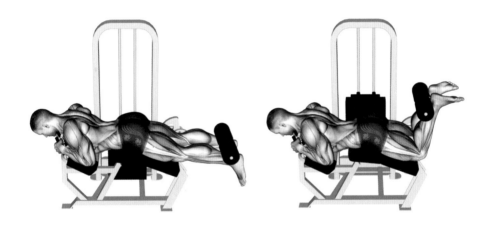

▶ **핏블리** FITVELY
초고속 다이어트 하체 운동 순서! 하체 비만 필수시청

하체 운동의 꽃, 스쿼트 완전 정복

스쿼트는 큰 근육을 사용하는 대근육 운동 중 하나예요. 하체 운동을 하면 성장 호르몬을 많이 자극하기 때문에 하체뿐만 아니라 상체 근육 발달에도 도움이 되죠. 하체 운동은 에너지를 많이 소모하므로 다이어트에도 효과적이에요. 스쿼트를 일주일에 2회 정도 하는 것만으로도 효과를 볼 수 있어요.

스쿼트는 고관절, 무릎 관절, 발목 관절 등 다양한 관절을 사용하므로 관절이 다치지 않도록 주의해야 해요. 자세가 틀어지면 무게가 관절에 실리게 되는데, 관절은 한 번 다치면 회복하기 힘들어요. 중량보다 정확한 자세로 가동범위를 길게 사용하는 것을 추천해요.

허벅지 전체 **풀 스쿼트** 20회×5세트

풀 스쿼트는 가장 기본 스쿼트예요. 다리를 어깨너비보다 조금 넓게 벌리고 발끝과 무릎이 살짝 바깥쪽을 향하게 서주세요. 양발 간격이 너무 좁으면 균형 잡기가 어려워요. 복부에 힘을 준 상태로 허리를 펴고 상체를 세워주세요. 상체를 숙이면 허리와 무릎에 무게가 실려 다칠 수 있어요.

허벅지 위쪽부터 아래쪽까지 골고루 단련하고 싶다면 깊숙이 앉았다가 일어서는 것이 효과적이에요. 풀 스쿼트를 할 때 고관절을 활용하는 것이 중요해요. 고관절이 뒤로 당겨지듯 깊숙이 앉으면 무게 중심이 뒤쪽에 실리면서 엉덩이가 이완돼요. 일어설 때도 엉덩이 힘을 더욱 강하게 쓸 수 있죠. 그러니 스쿼트를 하기 전에 반드시 고관절 스트레칭을 해주세요. 고관절을 충분히 푼 상태에서 스쿼트를 하면 가동범위를 넓게 사용할 수 있어요.

스쿼트 자세로 앉을 때 3초간 천천히 앉았다가 멈추지 말고 바로 일어서세요. 앉을 때 정확한 자세를 유지하면서 근육을 이완하고 일어설 때는 빠르게 수축하는 거예요. 중량 스쿼트를 할 때는 발살바 호흡법을 활용하세요(100쪽 발살바 호흡법).

내전근과 엉덩이 **딥 스쿼트** 20회×5세트

딥 스쿼트는 풀 스쿼트보다 발끝을 좀 더 벌려 깊숙이 앉기 때문에 허벅지 안쪽 내전근과 엉덩이 근육에 강한 자극을 줄 수 있어요. 복부에 힘을 주고 상체를 세운 상태에서 고관절이 뒤로 당겨지듯 깊숙이 앉아 엉덩이 근육을 이완해주세요. 허리가 굽은 상태에서 스쿼트를 하면 내전근과 엉덩이 근육에 제대로 힘이 들어

가지 않아요.

초보자는 맨몸으로 좁은 가동범위에서 연습해보세요. 다리를 어깨너비보다 조금 넓게 벌리고 발끝과 무릎은 살짝 바깥쪽을 향하게 서주세요. 두 손을 앞으로 모아 깍지를 끼고 최대한 깊숙이 앉으세요. 이때 무릎을 벌린 상태에서 버티면 고관절이 스트레칭되면서 내전근에 자극이 올 거예요. 자극이 느껴지면 살짝 일어섰다가 앉는 동작을 5회 반복해보세요. 이렇게 연습하면 허벅지 근육 사용을 줄이고 고관절, 엉덩이 근육, 내전근을 제대로 자극할 수 있어요.

중둔근 **와이드 스쿼트** 20회×5세트

와이드 스쿼트는 엉덩이 위쪽과 옆쪽 중둔근을 강화해 엉덩이를 볼록하게 만드는 효과가 있어요. 두 발을 어깨너비보다 넓게 벌리고 발끝을 바깥쪽으로 살짝 벌린 상태로 서주세요. 복부에 힘을 줘서 허리를 펴고 상체를 세운 상태로 앉으세요. 앉을 때 무게 중심이 발 앞쪽에 실리면 종아리와 앞쪽 허벅지가 자극되므로 무게 중심을 발뒤꿈치에 실어주세요. 일어설 때 발뒤꿈치로 바닥을 밀면서 엉덩이를 쥐어짜는 느낌으로 엉덩이에 힘을 주세요.

와이드 스쿼트를 할 때 항상 엉덩이 근육을 의식하는 것이 좋아요. 그러면 실제로 피가 엉덩이 쪽에 쏠려서 운동 효과가 높아져요. 와이드 스쿼트를 한 다음 날 허벅지 안쪽과 엉덩이가 아프면 운동을 제대로 한 거예요.

하체
부종을 빼는
근막 이완 스트레칭

핏블리의 포인트 레슨

근막이란 근육을 감싸고 있는 막을 말해요. 근육의 움직임에 따라 근막 유착이 일어나면 혈액 순환과 림프 순환 기능이 저하되고 근막이 단단하고 질겨지게 되죠. 유착된 근막은 스트레칭으로 부드럽게 이완할 수 있어요.

통통한 종아리와 허벅지 원인이 부종인 경우가 많아요. 이때 근막 이완 스트레칭으로 종아리와 허벅지 혈류를 풀어주면 부기를 빼는데 큰 도움을 되죠. 간혹 스트레칭과 마사지로 살 빠지는 효과를 봤다는 경우가 있는데, 스트레칭으로 살이 빠지고 다리가 가늘어지기는 어려워요. 허벅지살을 빼려면 칼로리를 소비해서 지방이 연소되어야 하기 때문이에요. 그러나 스트레칭을 꾸준히 하면 혈류와 림프 순환을 자극해 지방 대사가 원활해지고, 다리 부기가 빠져서 이전보다 다리가 날씬해지는 효과가 있어요.

다리 부종은 왜 생기는 걸까요? 우리 몸의 혈액은 중력에 의해 위에서 아래로 흐르게 돼요. 심장이 펌프질을 해서 혈액을 위로 올리는데 심장 기능이 약하거나 운동을 안 하면 혈액 순환이 안 돼서 하체 부종이 생기는 거죠. 이 경우 근막 이완 스트레칭을 하면 부종을 완화해 다리가 얇아 보이는 효과를 얻을 수 있어요.

종아리 근막 이완 스트레칭

굽이 높은 힐을 신거나 신발에 깔창을 깔고 신으면 종아리 근육인 비복근이 굉장히 많이 쓰여요. 활동이 많을수록 단단하게 뭉치게 되죠. 종아리 근육은 안쪽과 바깥쪽이 있는데 굽이 높은 힐을 신으면 바깥쪽 근육에 무리가 가요. 새끼발가락에 힘을 주고 걷기 때문이에요. 종아리가 붓고 근육이 뭉치는 건 어쩔 수 없는 현상이죠.

① 맨손 스트레칭

앉은 상태에서 왼쪽 다리를 쭉 펴고, 오른쪽 다리의 발바닥을 왼쪽 허벅지 안쪽에 밀착되게 붙여주세요. 왼쪽 다리 발끝을 몸쪽으로 최대한 당겨주세요. 이때 무릎이 바닥에서 떨어지지 않도록 무릎을 눌러주세요. 3초 유지한 후 발끝을 펴주세요. 반대쪽도 동일하게 실시해요. 좌우 20번씩 4세트만 해도 종아리 모양이 달라질 거예요.

② 폼롤러 스트레칭

폼롤러 위에 두 다리를 쭉 펴서 올려주세요. 이 상태에서 왼쪽 다리를 오른쪽 다리 위로 꼬아주세요. 손으로 바닥을 지탱한 상태에서 폼롤러를 굴려주세요. 가장 아픈 부위에서(근육이 가장 뭉친 부위) 멈춰서 상체를 숙여 스트레칭해주세요. 햄스트링과 종아리 비복근이 늘어나면서 폼롤러로 압박이 가해지기 때문에 깊게 마사지를 할 수 있어요. 폼롤러 대신 볼을 이용해도 좋아요.

허벅지 근막 이완 스트레칭

대퇴사두근이라고 부르는 허벅지 근육은 네 부위로 나뉘어 있어요. 근막 이완 스트레칭을 할 때도 부위를 허벅지 정면, 안쪽, 바깥쪽으로 나눠서 하는 것이 좋아요. 그래야 부종을 빼면서 예쁜 허벅지 라인을 만들 수 있어요.

허벅지 근막 이완 스트레칭은 폼롤러와 마사지 건을 활용하면 효과적으로 할 수 있어요. 먼저 폼롤러로 스트레칭을 하고 마사지 건으로 마무리해주세요. 운동 전에 하면 근육에 긴장이 풀려 부상 위험이 있으니 반드시 운동이 끝난 후에 해주세요.

① 폼롤러 스트레칭

플랭크 자세로 엎드린 상태에서 허벅지 정면에 폼롤러를 놓고 몸을 앞뒤로 움직여 폼롤러를 굴려주세요. 폼롤러를 굴리다가 아픈 부위가 있으면 멈추고 숨을 뱉으면서 힘을 빼고 꾹 눌러주세요.

발끝을 몸 바깥쪽으로 돌려 허벅지 안쪽에 폼롤러를 놓아주세요. 안쪽 근육은 자주 사용하지 않기 때문에 허벅지 정면보다 통증이 더 강해요. 폼롤러를 굴리다가 아픈 부위가 있으면 멈추고 숨을 뱉으면서 힘을 빼고 꾹 눌러주세요.

발끝을 몸 안쪽으로 돌려 허벅지 바깥쪽에 폼롤러를 놓아주세요. 이때도 폼롤러를 굴리다가 아픈 부위가 있으면 멈추고 숨을 뱉으면서 힘을 빼고 꾹 눌러주세요.

② 마사지 건 활용

마사지 건을 사용하면 좁은 면적의 근육 조직을 깊게 자극할 수 있어요. 무릎을 꿇고 앉아 허벅지 근육을 이완해주세요. 마사지 건으로 허벅지 바깥 라인을 따라 누르면서 마사지해주세요. 같은 방식으로 허벅지 정면과 안쪽을 차례대로 마사지해주세요. 일반적으로 무릎 주변이 많이 뭉쳐 있어 아프니까 그 부위를 집중적으로 눌러 풀어주세요.

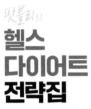

헬스
다이어트
전략집

펴낸날 초판 1쇄 2021년 5월 31일 | 초판 13쇄 2024년 8월 30일

지은이 문석기

펴낸이 임호준
출판 팀장 정영주
편집 김은정 조유진 김경애
디자인 김지혜 | **마케팅** 길보민 정서진
경영지원 박석호 유태호 신혜지 최단비 김현빈

인쇄 (주)웰컴피앤피

펴낸곳 비타북스 | **발행처** (주)헬스조선 | **출판등록** 제2-4324호 2006년 1월 12일
주소 서울특별시 중구 세종대로 21길 30 | **전화** (02) 724-7664 | **팩스** (02) 722-9339
인스타그램 @vitabooks_official | **포스트** post.naver.com/vita_books | **블로그** blog.naver.com/vita_books

ISBN 979-11-5846-355-7 13510

비타북스는 독자 여러분의 책에 대한 아이디어와 원고 투고를 기다리고 있습니다.
책 출간을 원하시는 분은 이메일 vbook@chosun.com으로 간단한 개요와 취지, 연락처 등을 보내주세요.

비타북스 는 건강한 몸과 아름다운 삶을 생각하는 (주)헬스조선의 출판 브랜드입니다.